U0963845

儿童瑜伽ABC

瑜伽进阶

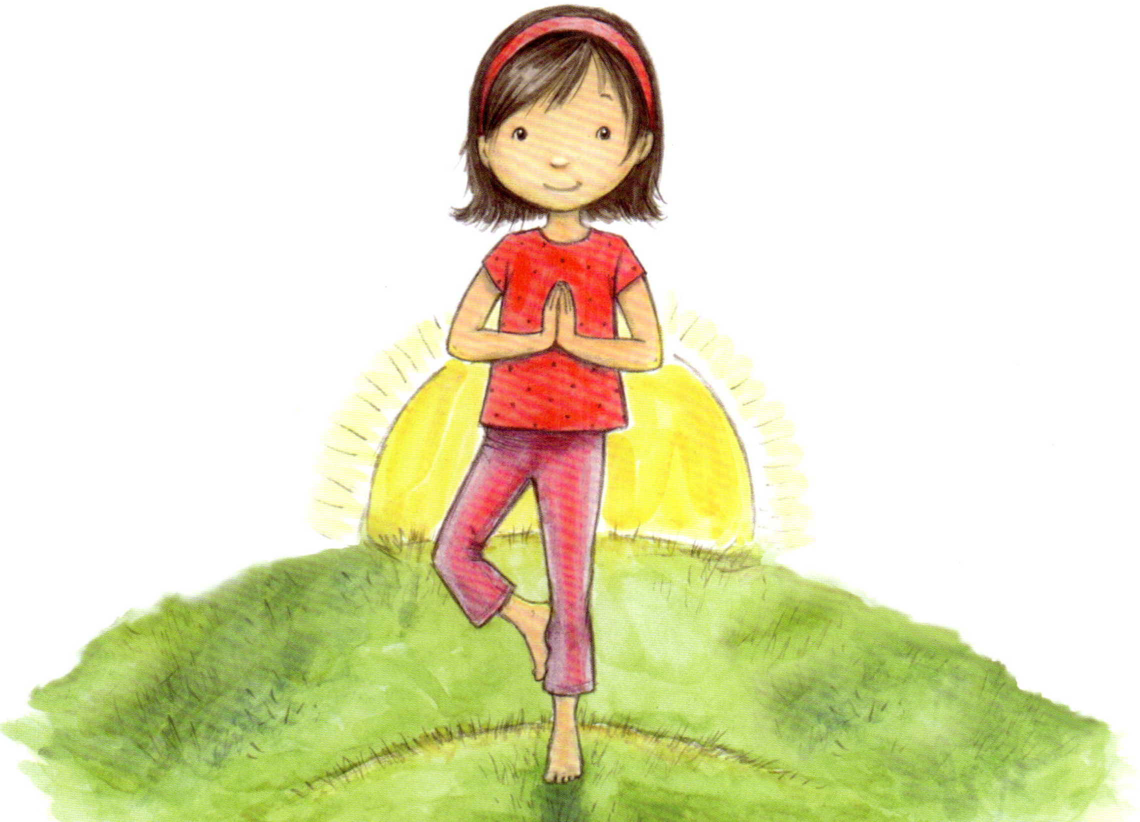

[美]特蕾莎·安妮·鲍尔 著　[美]凯瑟琳·里茨 绘　孙腾 译

SMPH
上海音乐出版社

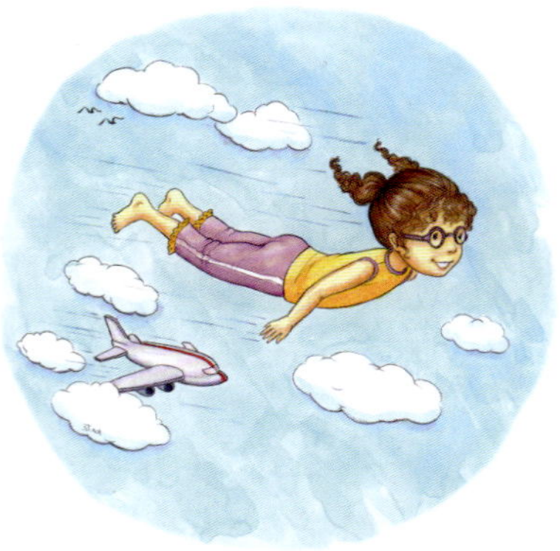

The ABCs of Yoga for Kids
Copyright © 2009 by Teresa Anne Power
The simplified Chinese translation rights
arranged through Rightol Media
（本书中文简体版权经由锐拓传媒旗下
小锐取得 Email:copyright@rightol.com）

图字：09-2023-0338 号
图书在版编目（CIP）数据
儿童瑜伽 ABC：瑜伽进阶 /［美］特蕾莎 · 安妮 · 鲍尔著；孙腾译 . – 上海：上海音乐出
版社，2023.8
书名原文：*The ABCs of Yoga for Kids*
ISBN 978-7-5523-2628-4
Ⅰ. 儿…　Ⅱ. ①特…　②孙　Ⅲ. 瑜伽 – 儿童读物　Ⅳ. R161.1-49
中国国家版本馆 CIP 数据核字（2023）第 094809 号

书　　名：儿童瑜伽 ABC：瑜伽进阶
著　　者：［美］特蕾莎 · 安妮 · 鲍尔
绘　　画：［美］凯瑟琳 · 里茨
译　　者：孙　腾

责任编辑：王子扬
责任校对：满月明
装帧设计：何　辰　孙　腾

出　　版：上海世纪出版集团　上海市闵行区号景路 159 弄 201101
　　　　　上海音乐出版社　上海市闵行区号景路 159 弄 A 座 6F 201101
网　　址：www.ewen.co
　　　　　www.smph.cn
发　　行：上海音乐出版社
印　　订：上海盛通时代印刷有限公司
开　　本：787×1092　1/12　印张：2.66　图、文：32 面　插页：5 页
2023 年 8 月第 1 版　2023 年 8 月第 1 次印刷
ISBN 978-7-5523-2628-4/J · 2431
定　　价：88.00 元
读者服务热线：（021）53201888　印装质量热线：（021）64310542
反盗版热线：（021）64734302　（021）53203663
郑重声明：版权所有 翻印必究

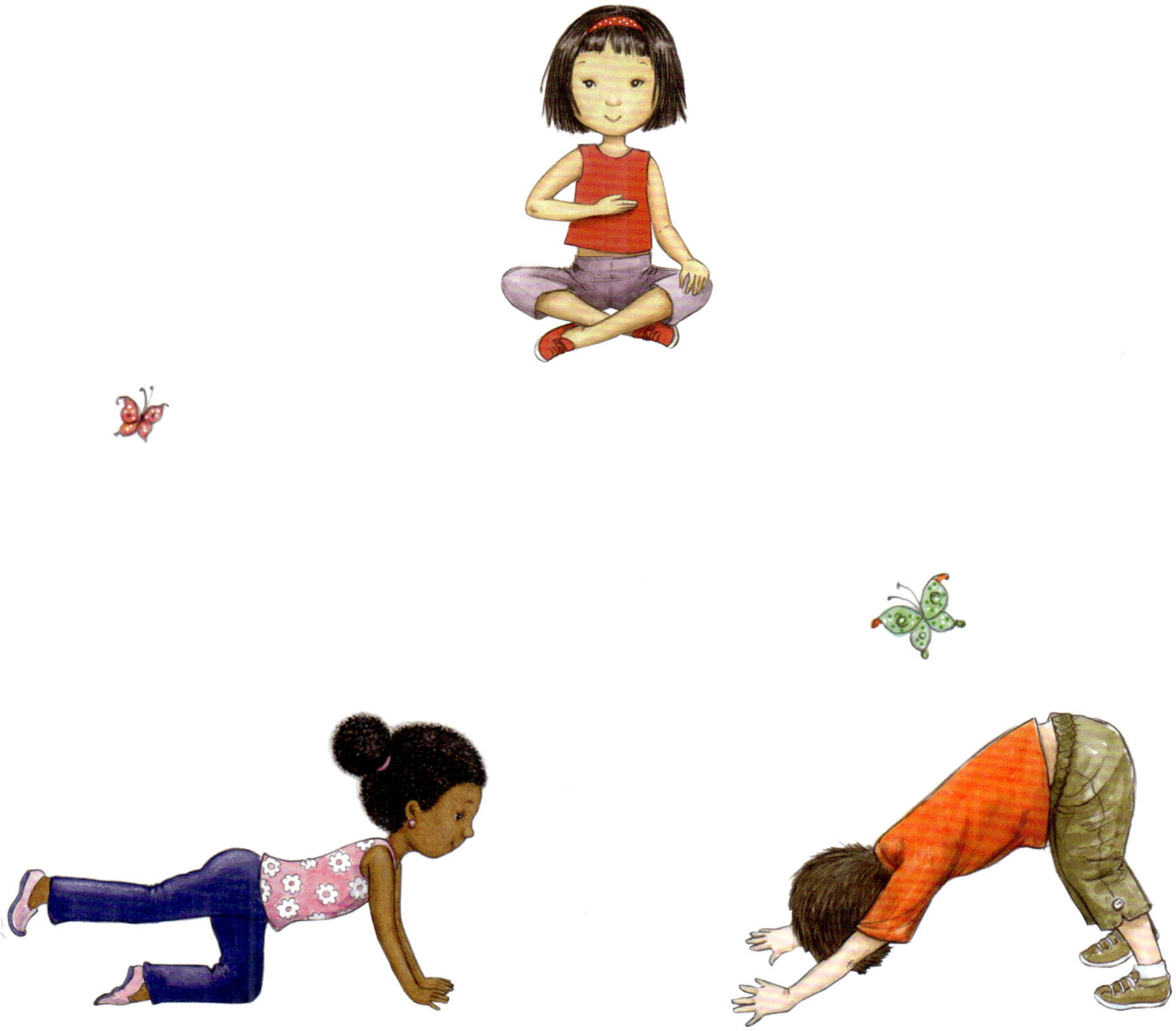

特蕾莎·安妮·鲍尔　她的书已在全球销售超过**25万**册。作为获奖作者、著名瑜伽专家，特蕾莎致力于分享帮助儿童、父母和教育工作者丰富生活和压力管理的方式和技巧。特蕾莎曾多次在美国的新闻媒体中接受采访，如《早安美国》《育儿》《读者文摘》、洛杉矶福克斯 **11** 频道、世界电视台等。特蕾莎是两个屡获殊荣的畅销丛书“小老鼠历险记”和“儿童瑜伽ABC”的作者，还是“国际儿童瑜伽日”的创始人，该节日在每年四月的第一个星期五全球同步庆祝。

凯瑟琳·里茨　居住在美国伊利诺伊州的芝加哥，她钟爱绘画，尤其是为儿童读物绘配插图。

《儿童瑜伽ABC：瑜伽进阶》是一本专为儿童创造的关于简易瑜伽姿势的书籍。书中使用英文字母表、朗朗上口的文字和有趣的插图，让每个姿势都充满愉悦，促进身体灵活性和协调性发展，同时鼓励孩子将健康的运动融入日常的生活中。特蕾莎·安妮·鲍尔一直从事瑜伽教学，她帮助孩子们通过练习瑜伽释放想象力。书中的鳄鱼、鲜花、眼镜蛇和犬式等传统瑜伽姿势，非常适合**3~8**岁的儿童练习。

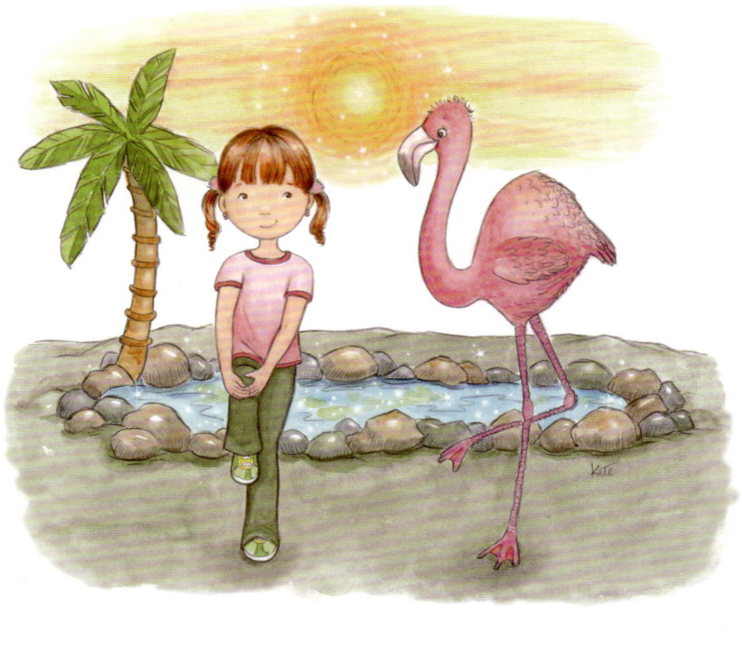

献给特里普、凯特琳和埃米特，
感谢你们的关爱与支持。
致布鲁克斯，没有你，我无法完成此书。
还有利亚，谢谢你一直相信我。
——特蕾莎·安妮·鲍尔

献给一直支持着我的姐妹安妮。
——凯瑟琳·里茨

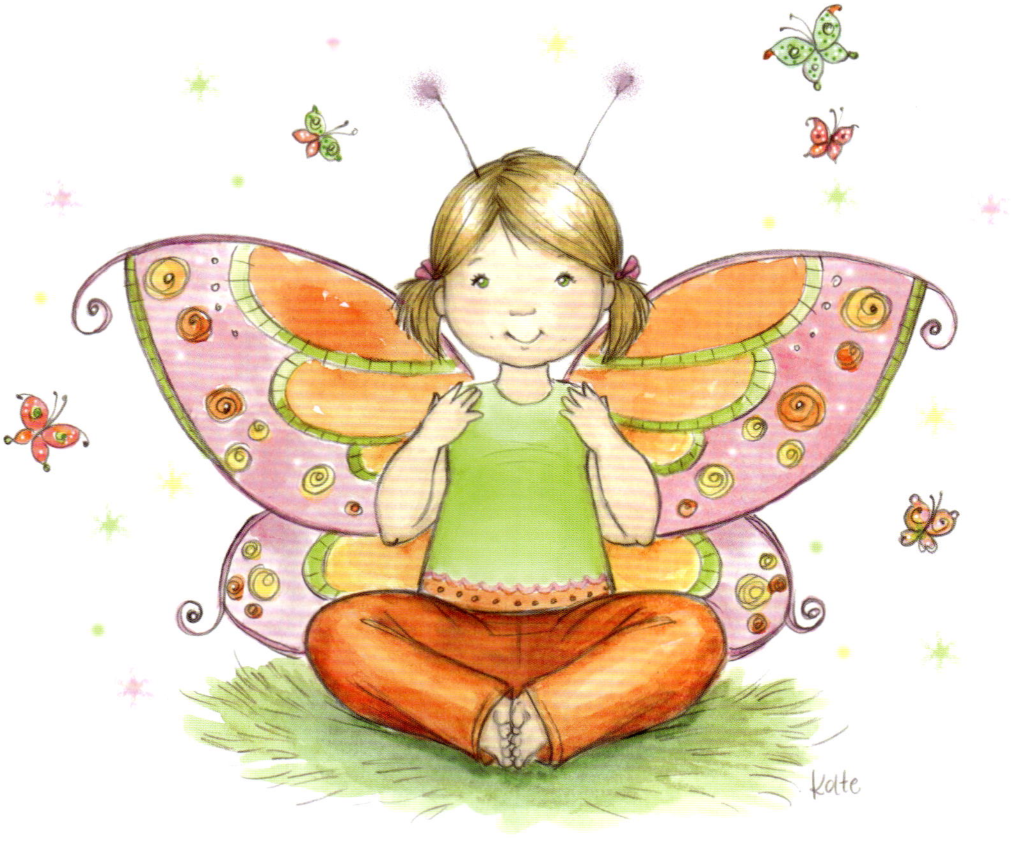

A a

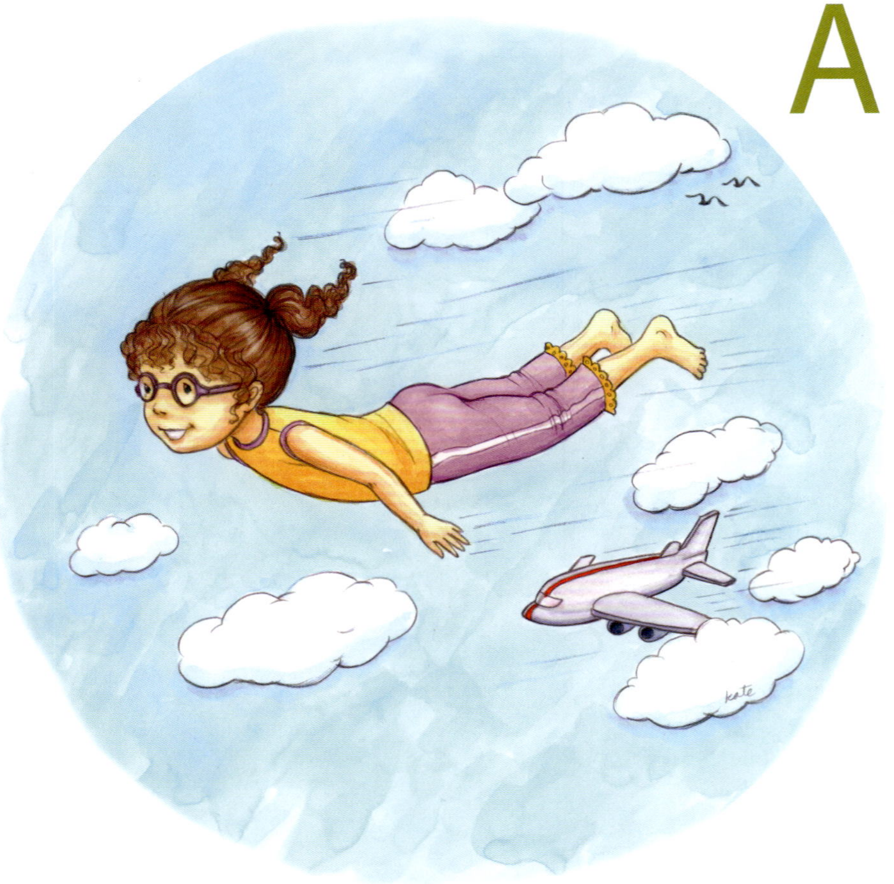

Airplane 飞机

我是一架小飞机，
抬头向着天空。
张开我的胸膛、手臂和双腿，
我准备好要飞翔。

Alligator 鳄鱼

肚子朝下，
我是一条饥饿的鳄鱼。
张开手掌“咔嚓”一声，
抓住周围的一切。

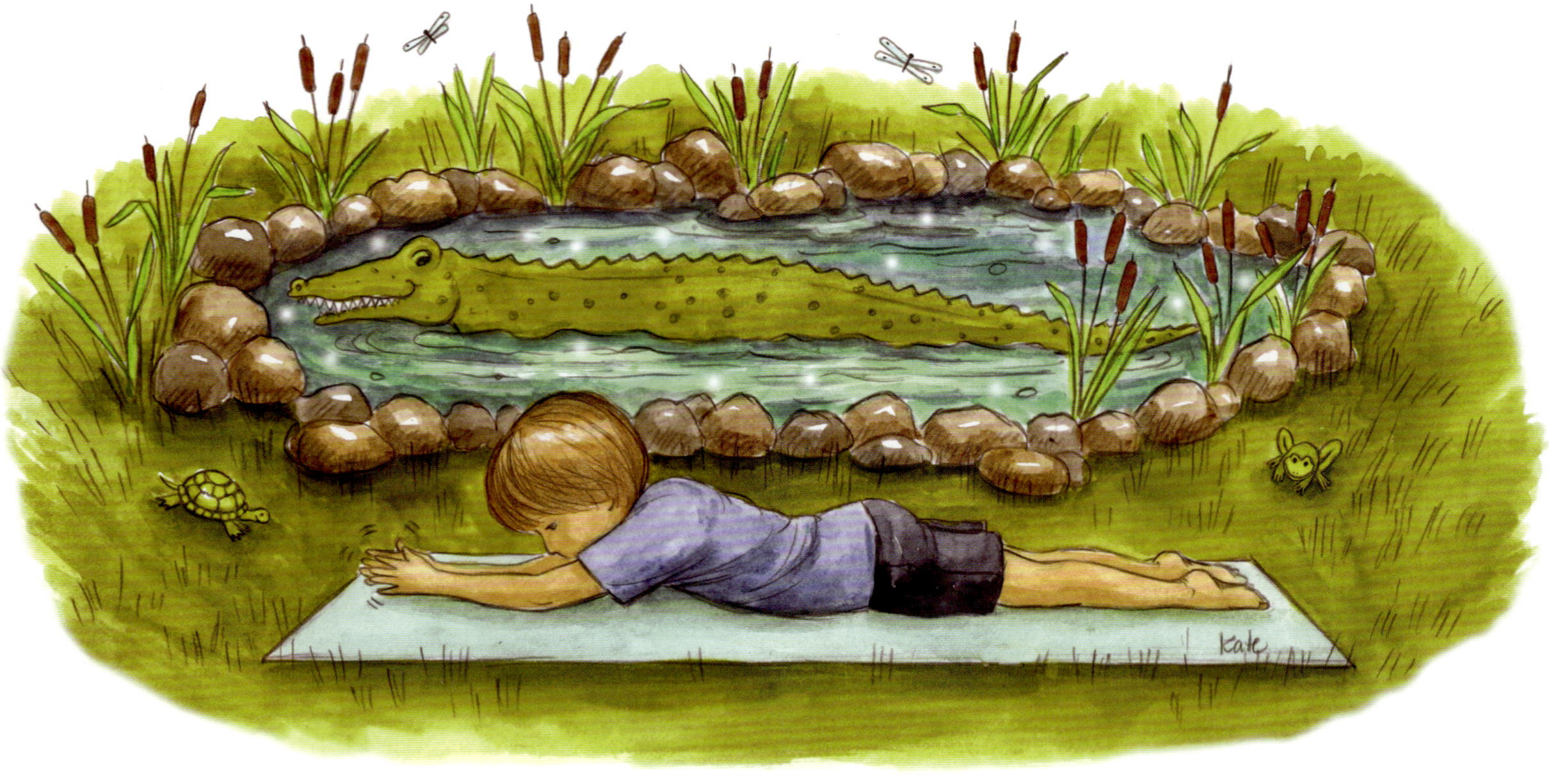

Bb

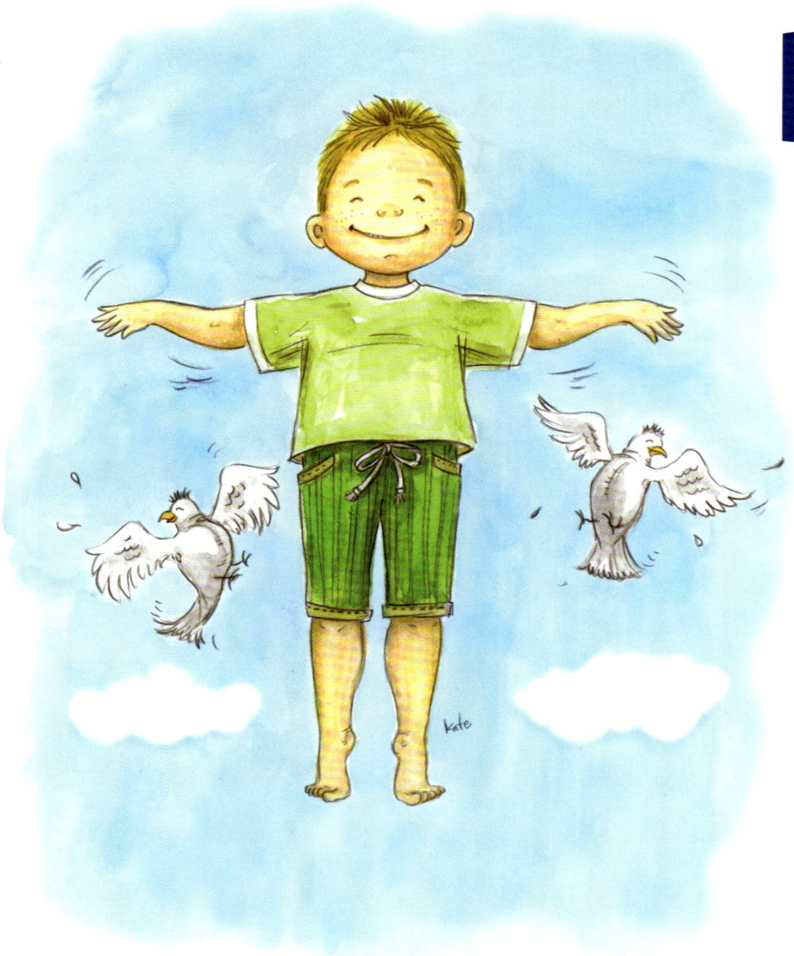

Bird 鸟

我踮起脚尖，
像一只准备飞翔的鸟儿。
我不停地挥舞着翅膀，
试着飞起来！

Boat 船

我是一只坚固的小船，
努力地保持漂浮。
先是坐直身体，
然后弯曲双膝，
轻松地将双臂紧贴身体两侧。
然后我慢慢地从地面抬起双腿，
就这样驾船绕行，
开心极了。

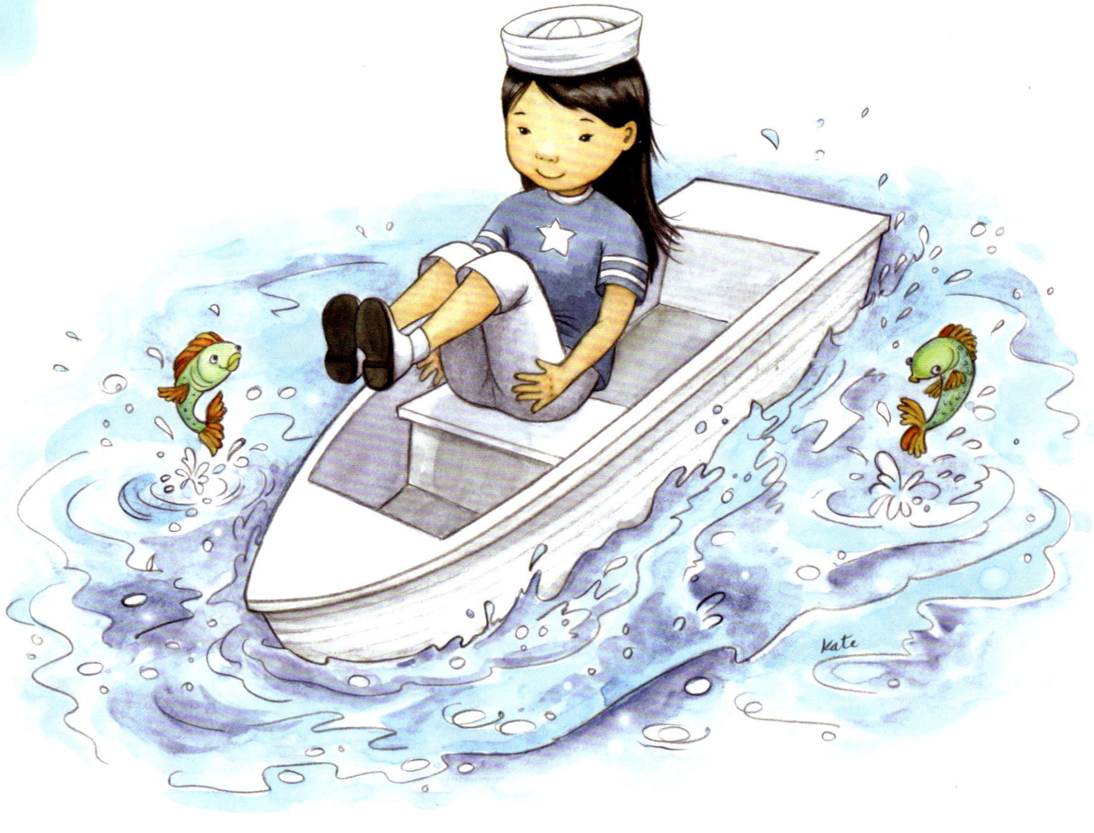

B b

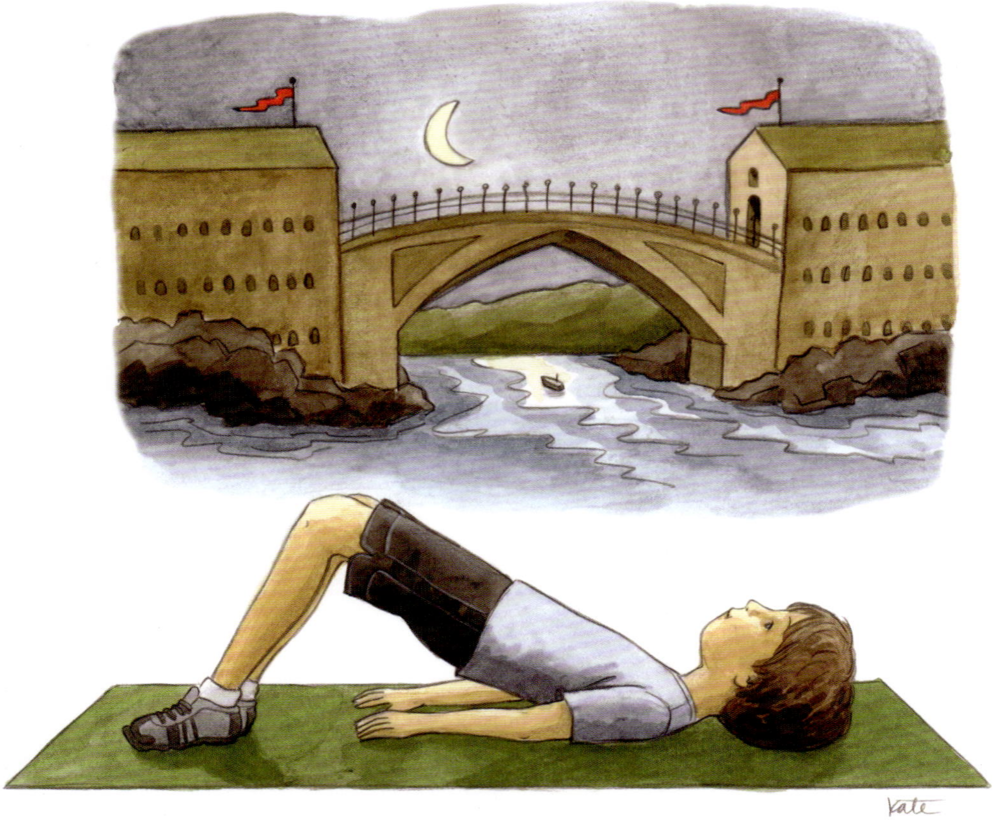

Bridge 桥

我仰卧在地上，
弯曲着膝盖，
把臀部抬高，
让身体做出桥的形状，
然后保持并呼吸。
手臂放在身体两侧，
沿着地面伸直，
肩膀向下压，
把身体再抬高一点儿。

Butterfly 蝴蝶

我的脚心相对，
眼睛直视前方。
两只手搭在肩膀上，
像蝴蝶一样展开翅膀。

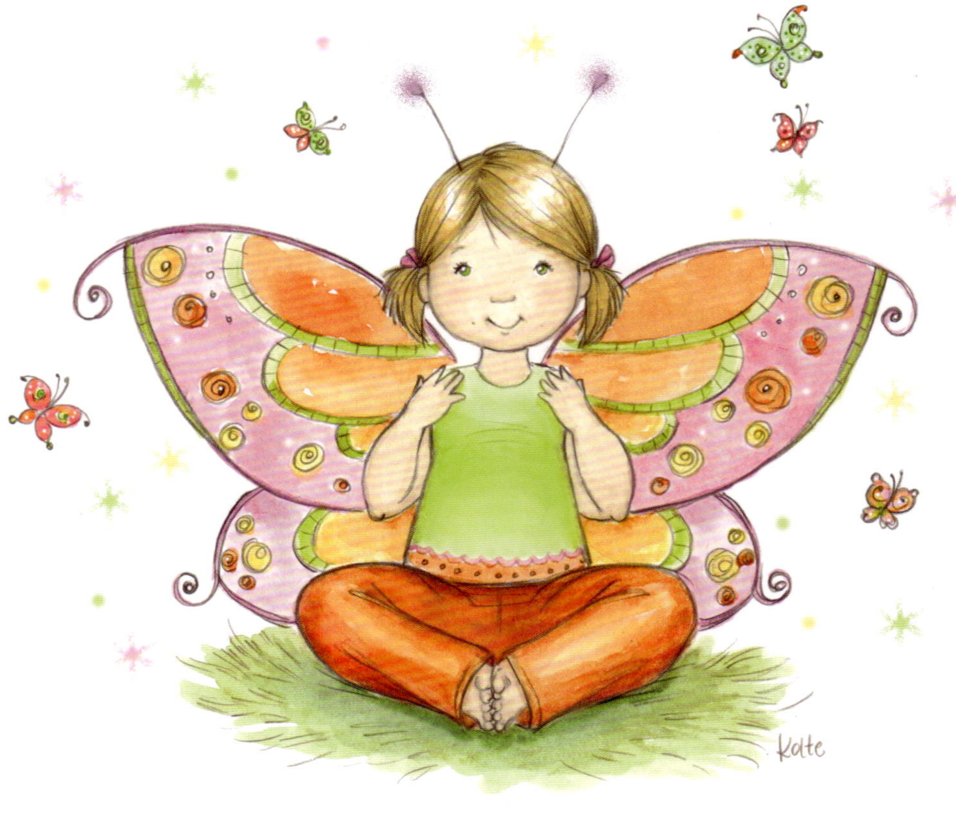

Cc

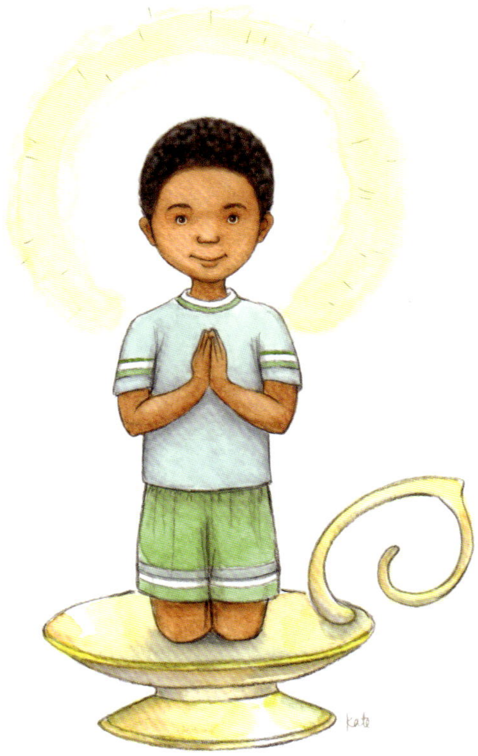

Candle 蜡烛

我是一支蜡烛，
熊熊燃烧。
我双膝跪地，
寻找内心的光明。
双手放在胸前，
手掌合十祈祷。
瑜伽式地静静呼吸，
给我一个新的开始。

Cat 猫

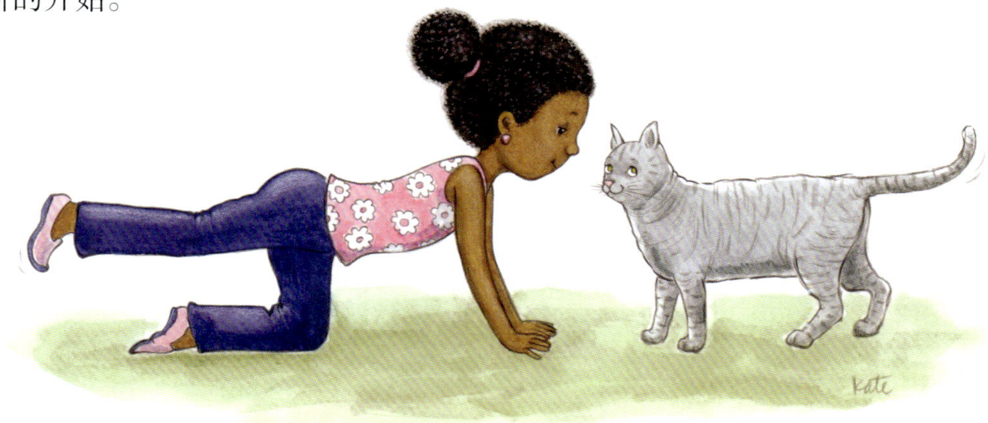

我的双手和膝盖着地，
变成了一只猫。
伸直一条腿当作尾巴，
嘴中念道：“喵呜。”
就像这样！

Chair 椅子

我站起来，
弯曲自己的膝盖，
把自己变成一把结实的椅子。
眼睛目视前方，
这样我就能看见，
高高举在空中的双手。

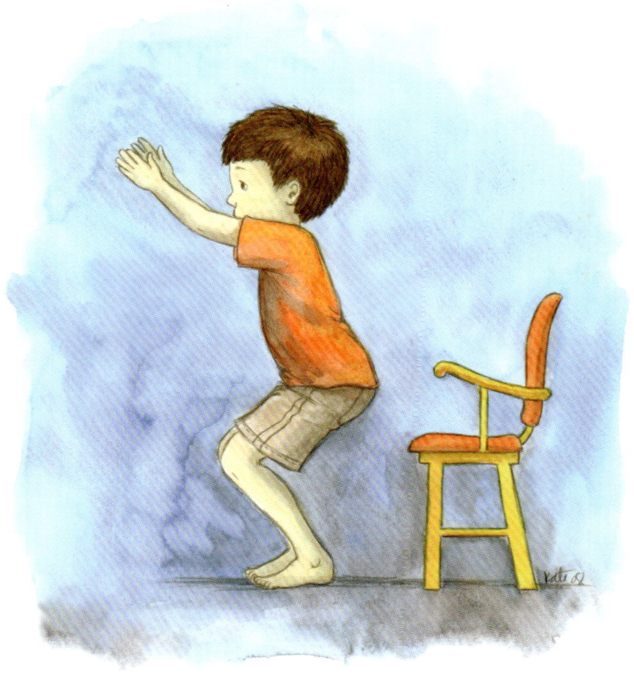

Cc

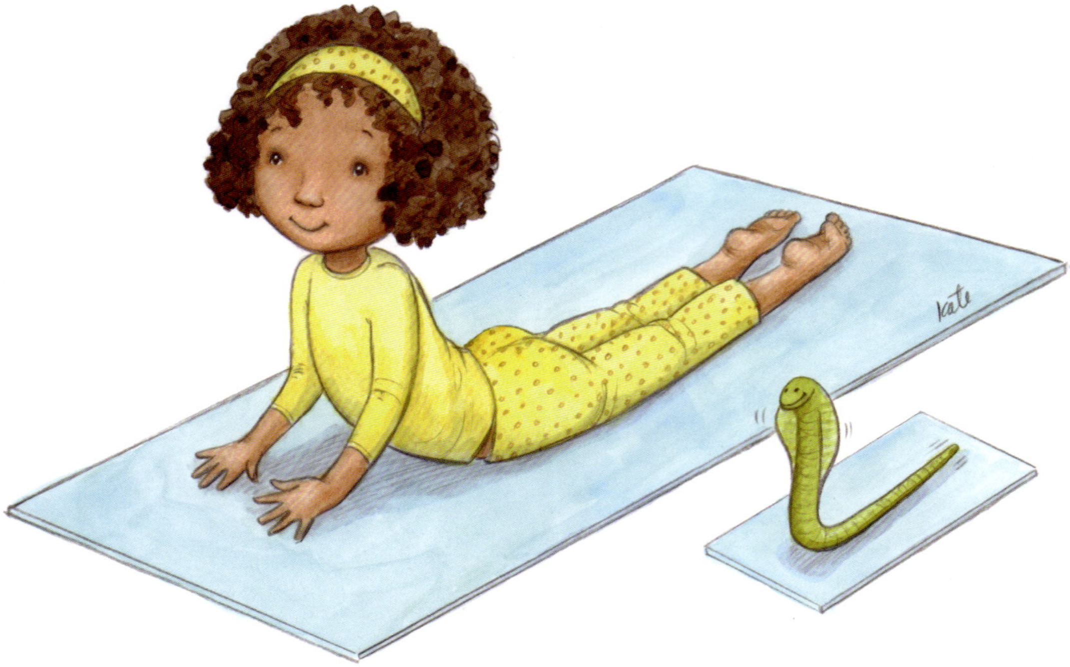

Cobra 眼镜蛇

“嘶，嘶……”
我是一条蛇，
趴在地面上，
在炽热的阳光下晾晒。
手肘弯曲靠近身体，
挺起胸脯，
满是眼镜蛇的骄傲。

Cow 奶牛

我是一头四脚着地的奶牛，
注视着谷仓的大门。
我弓起背，深吸一口气，
发出“哞”的声音。
瑜伽是我喜欢的一项运动。
现在呼气，转动我的脊椎，
这能帮助我保持身体对齐。

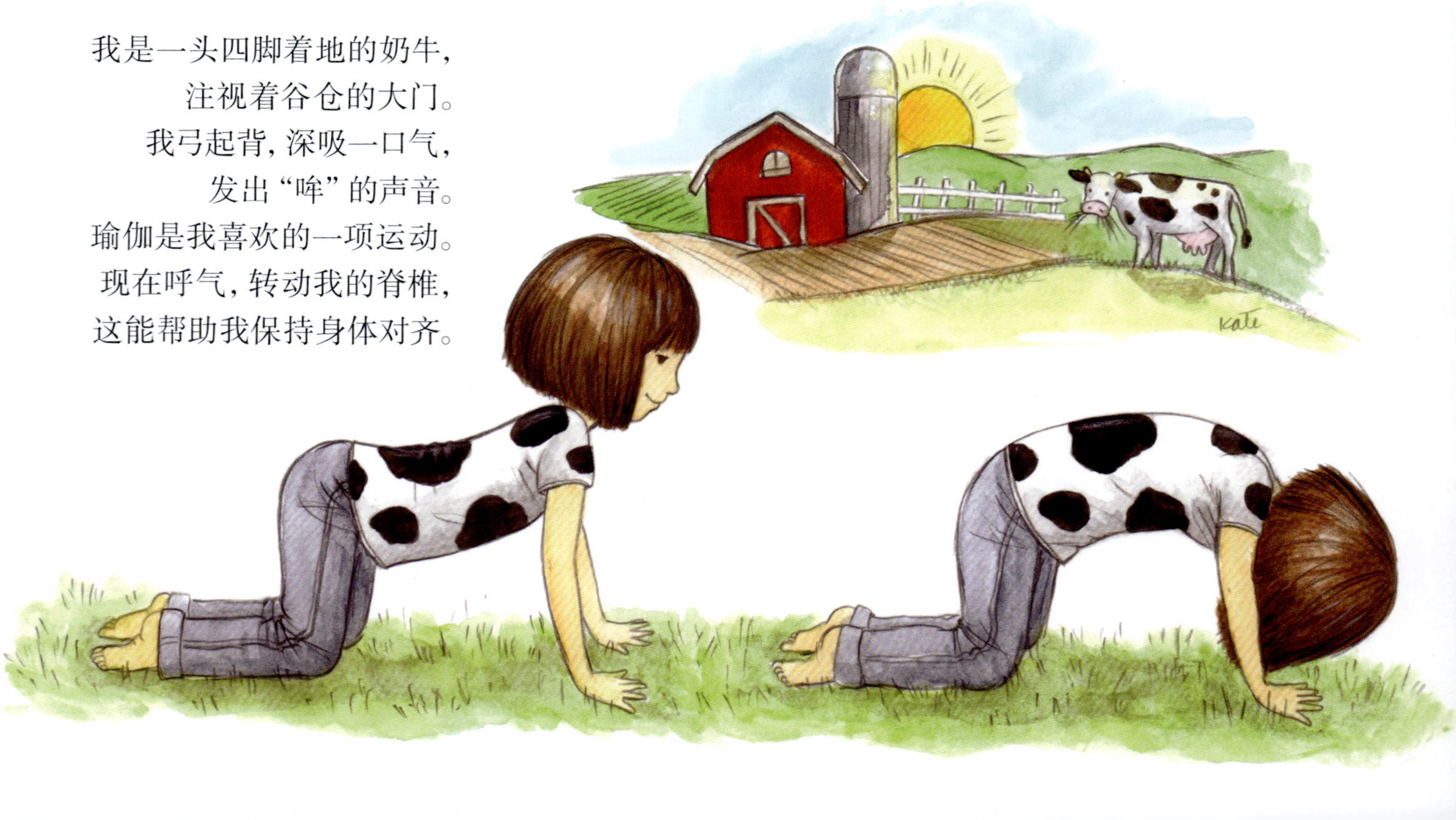

D d

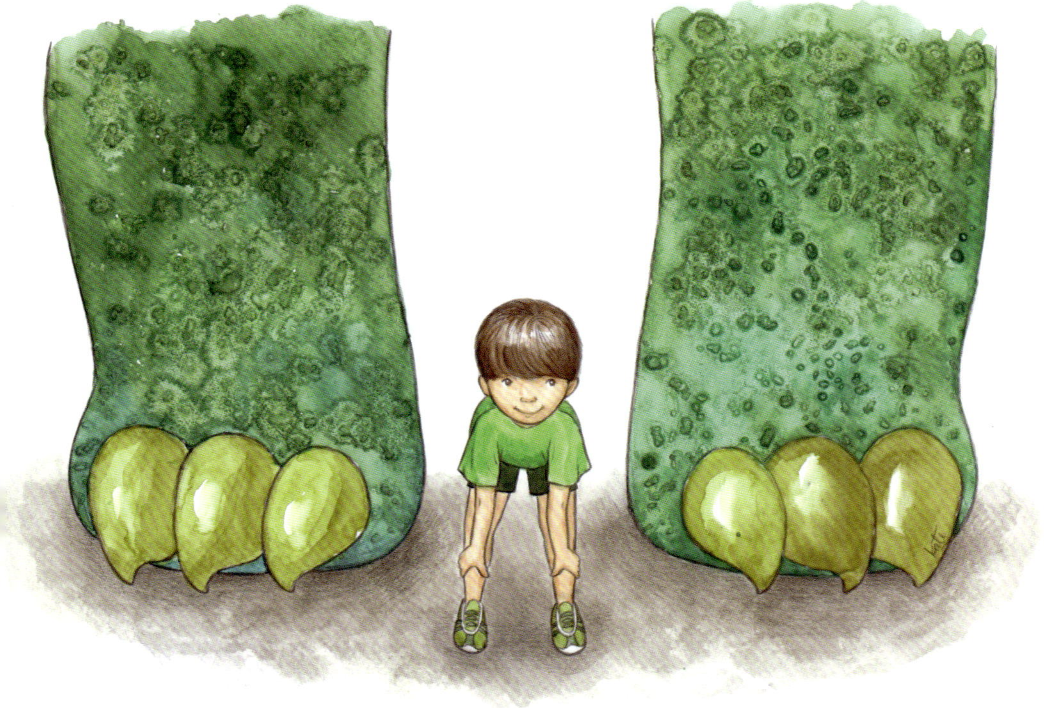

Dinosaur 恐龙

恐龙漫步很有趣，
任何人都能做到，
甚至包括你和我！
身体站直，
膝盖微弯，
抓住脚踝，
放松下来。
然后慢慢行走，
每一步只抬一条腿，
我就知道自己做得很棒！

Dog 狗

我是一只小狗，
正在做睡醒后的伸展。
我双手双膝着地，
伸直我的双腿，
抬起我的臀部，
张开所有的手指。
低头看去，
能看到我的脚趾，
我专注地用鼻子，
一进一出地呼吸。

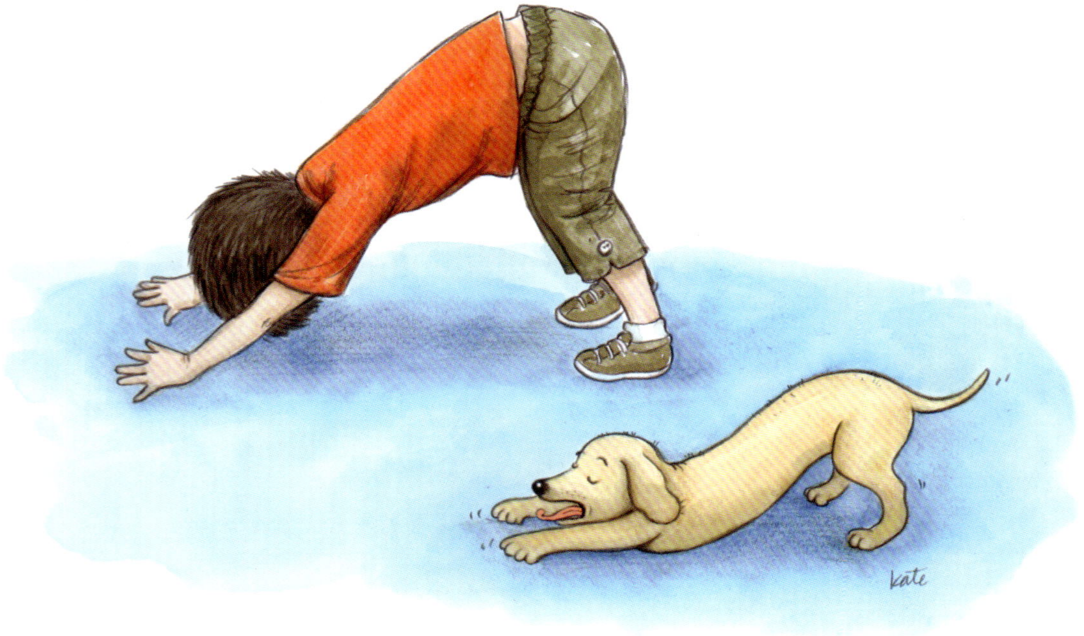

D d

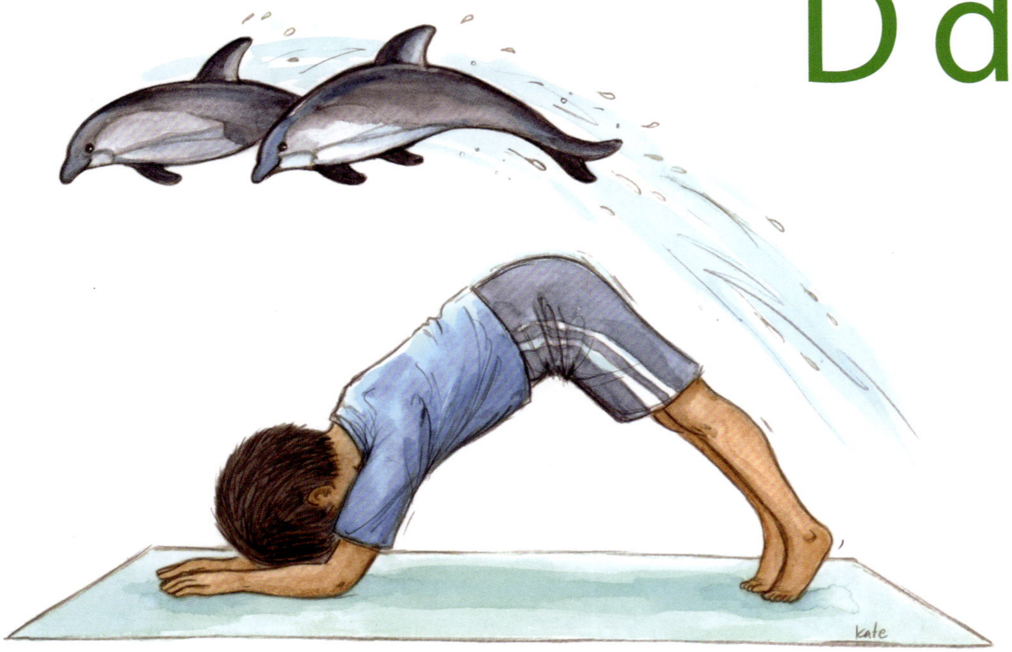

Dolphin 海豚

我是一只喜欢在海中遨游的海豚。
我坐在脚跟上，
双臂在面前伸展。
然后蹬直双腿，
让小臂贴在地板上。
我看向双脚，
这样脖子就不会痛了。

“Do Nothing” Pose
“放空”的姿势

我可能每天都很忙碌，
有时很难不会紧张。
“放空”的姿势，
可以帮我平静思绪，
防止自己陷入困境。
我闭上双眼，
仰卧身体，
确保身体挺直不歪斜。
双臂伸直放在身体两侧，
掌心向着天花板。
我专注地呼吸，
避免心烦意乱。

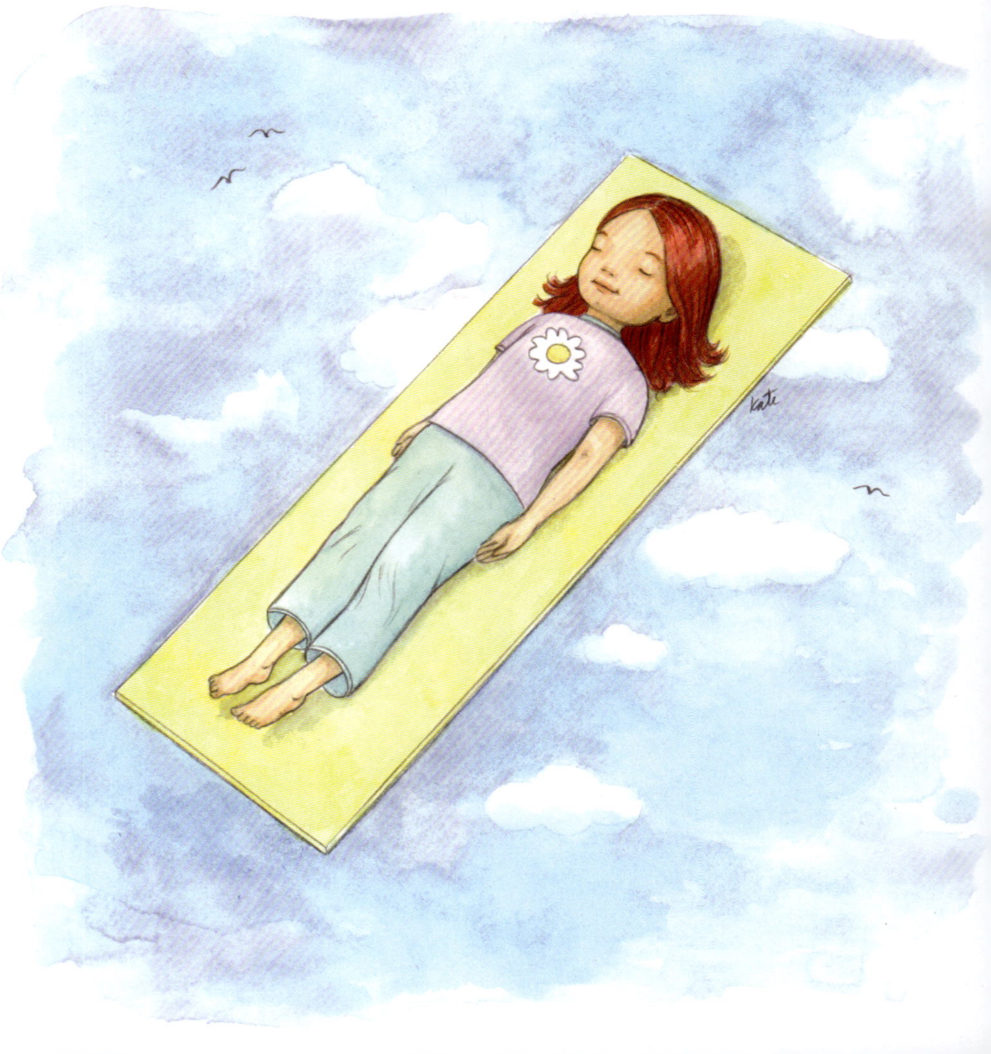

Ee

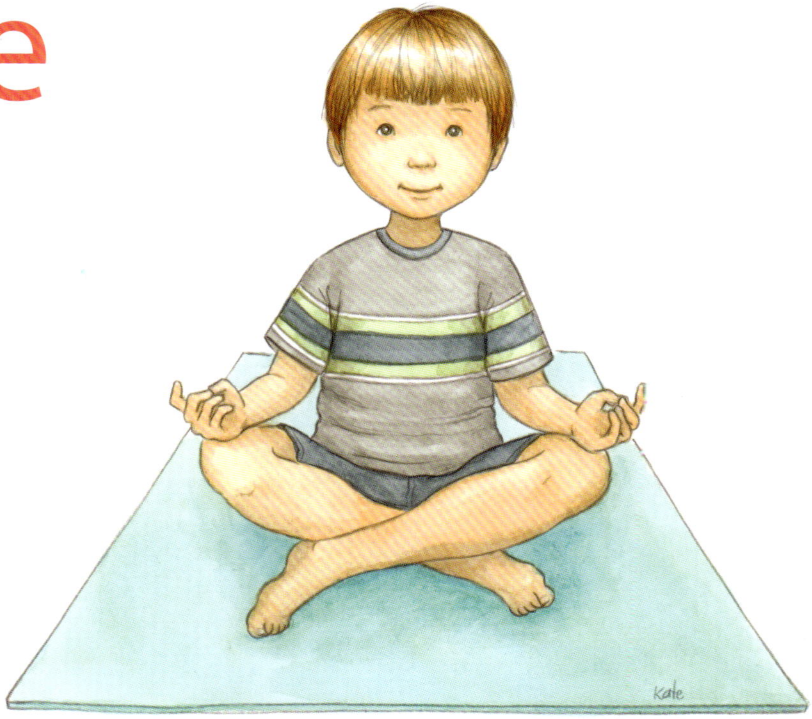

Easy Pose 简易坐

我喜欢用简易坐来放松身心，
鼻子一进一出地深呼吸。
双腿盘坐，背部挺直，
持续深呼吸，
一直数到“8”。

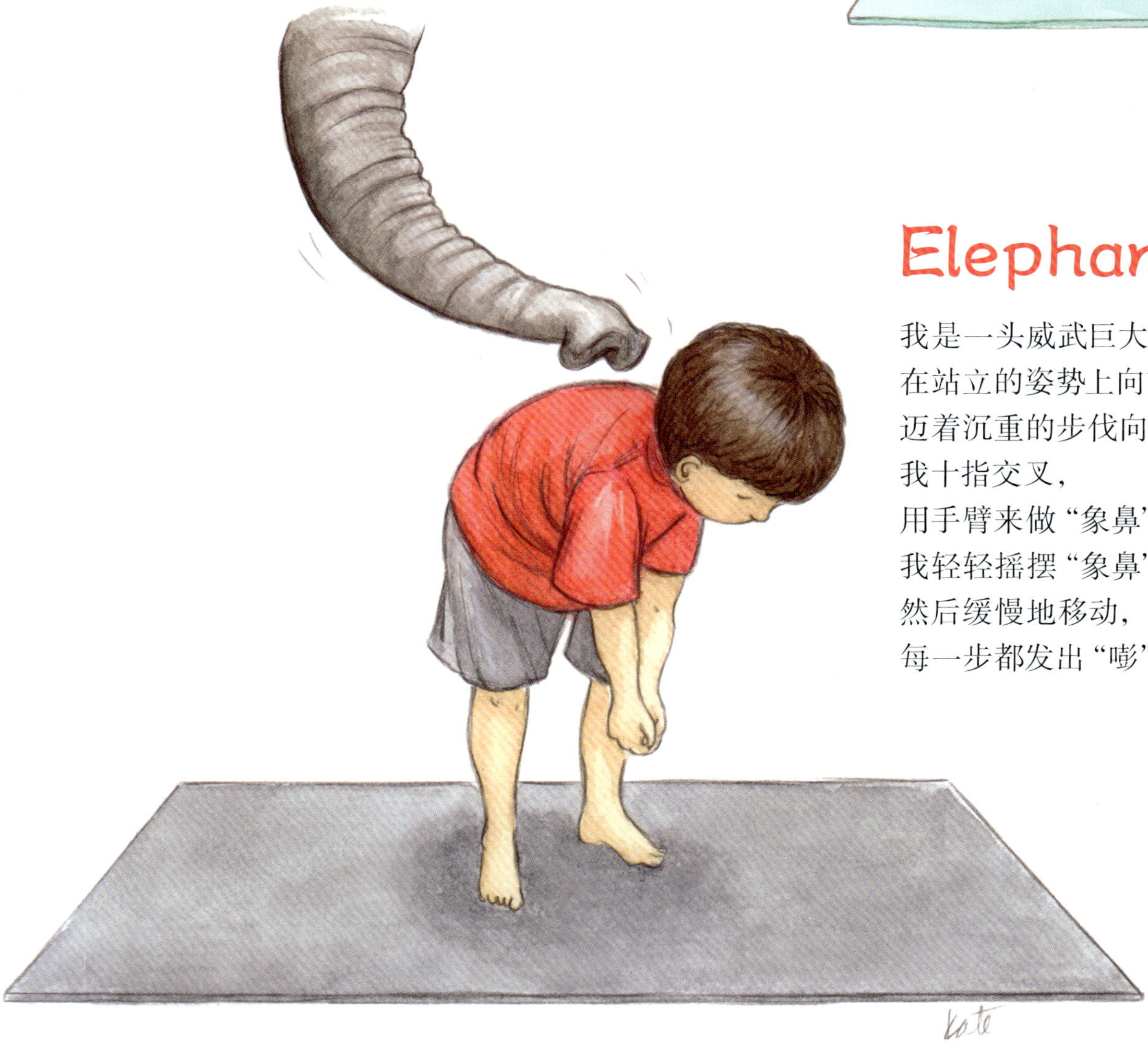

Elephant 大象

我是一头威武巨大的大象！
在站立的姿势上向前弯腰，
迈着沉重的步伐向前行走。
我十指交叉，
用手臂来做“象鼻”。
我轻轻摇摆“象鼻”，
然后缓慢地移动，
每一步都发出“嘭”的声音。

Ff

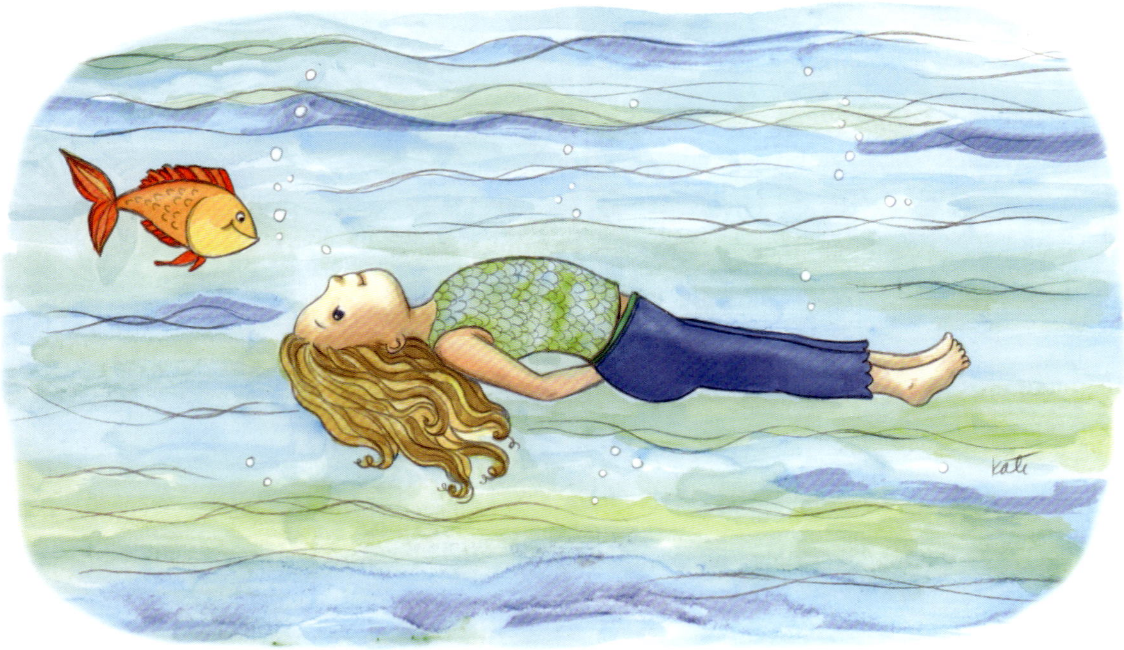

Fish 鱼

我是一条鱼，
在深海游弋。
仰卧在水中，
想象身边萦绕着海水。
手臂放在身体下，
挺胸向着天花板。
这感觉真的非常棒！
我头顶着地，
静静地向上方望去。

Flamingo 火烈鸟

身体站直，
抬一条腿，
手握膝盖，
像火烈鸟一样保持平衡，
尽可能地稳定。
眼睛专注看向前方，
真是优雅极了。
我静静地保持身姿，
不发出一丝声响。
先保持一边平衡，
再换腿，尝试另外一边。

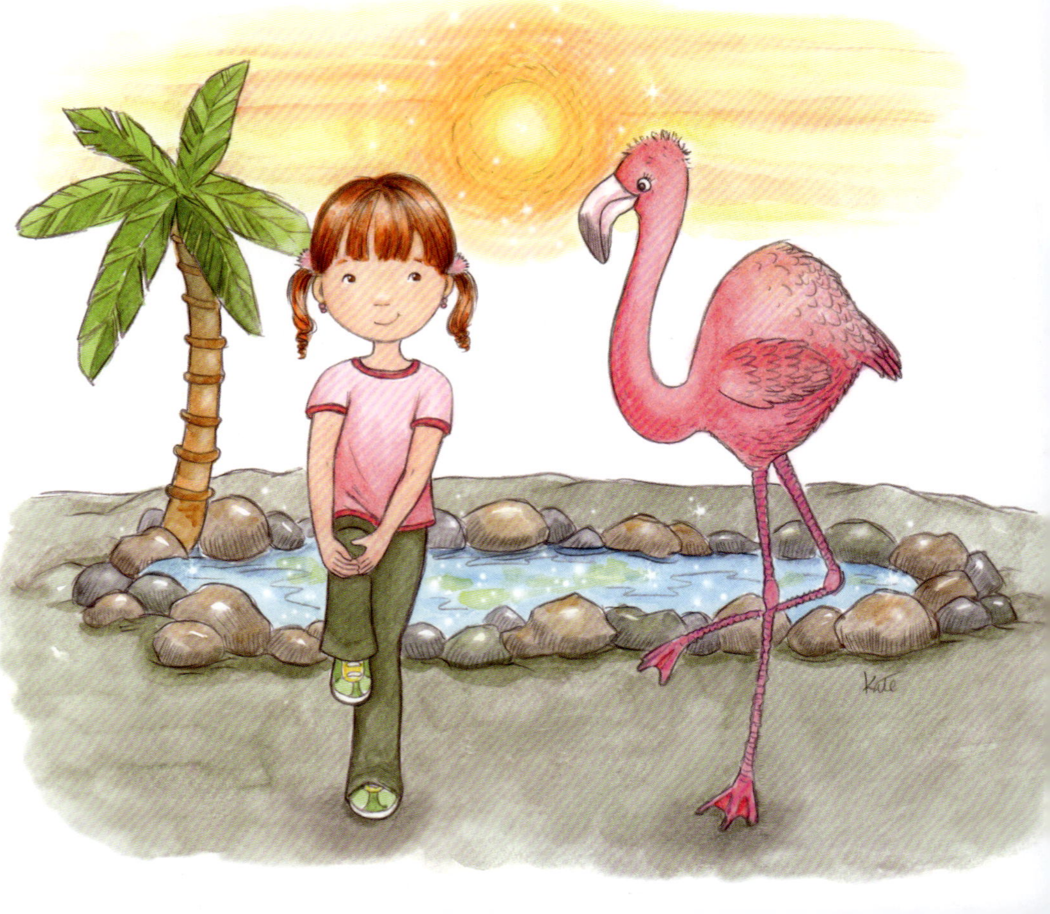

Ff

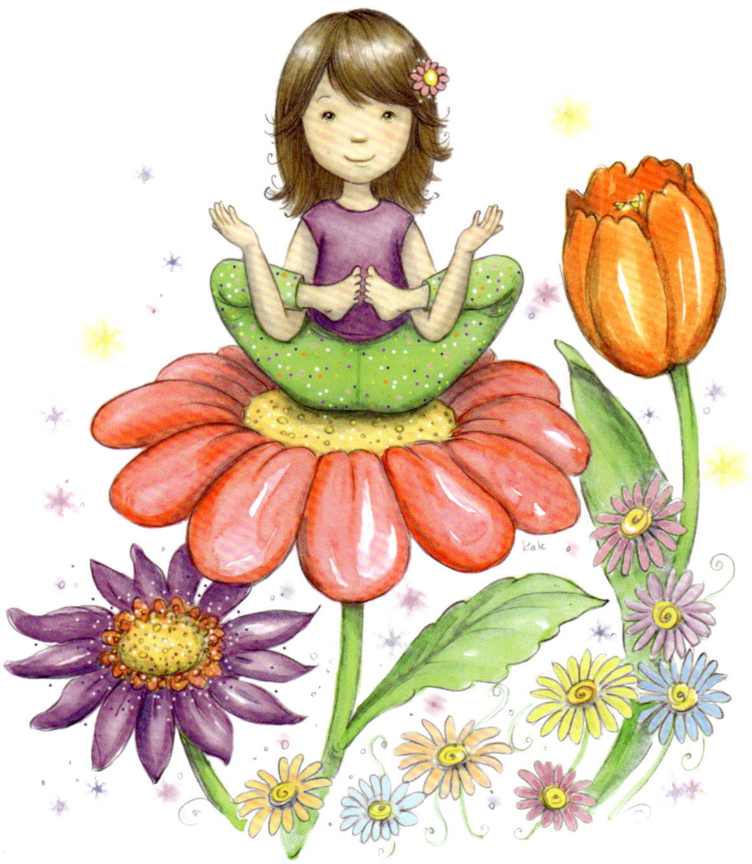

Flower 鲜花

我是一朵美丽的花，
在阳光下茁壮成长。
就像老师说的，
瑜伽真的很有趣！
我坐在地上，
双脚相触，
注意背部不能弓。
抬起双腿，
手臂穿过膝盖下方，
在坐姿上保持平衡，
坚持数到“3”。

Frog 青蛙

我双腿分开蹲下来，
就像一只大肚子的青蛙。
把手臂放到膝盖内侧，
然后跳起来，
大叫三声——
“呱！呱！呱！”

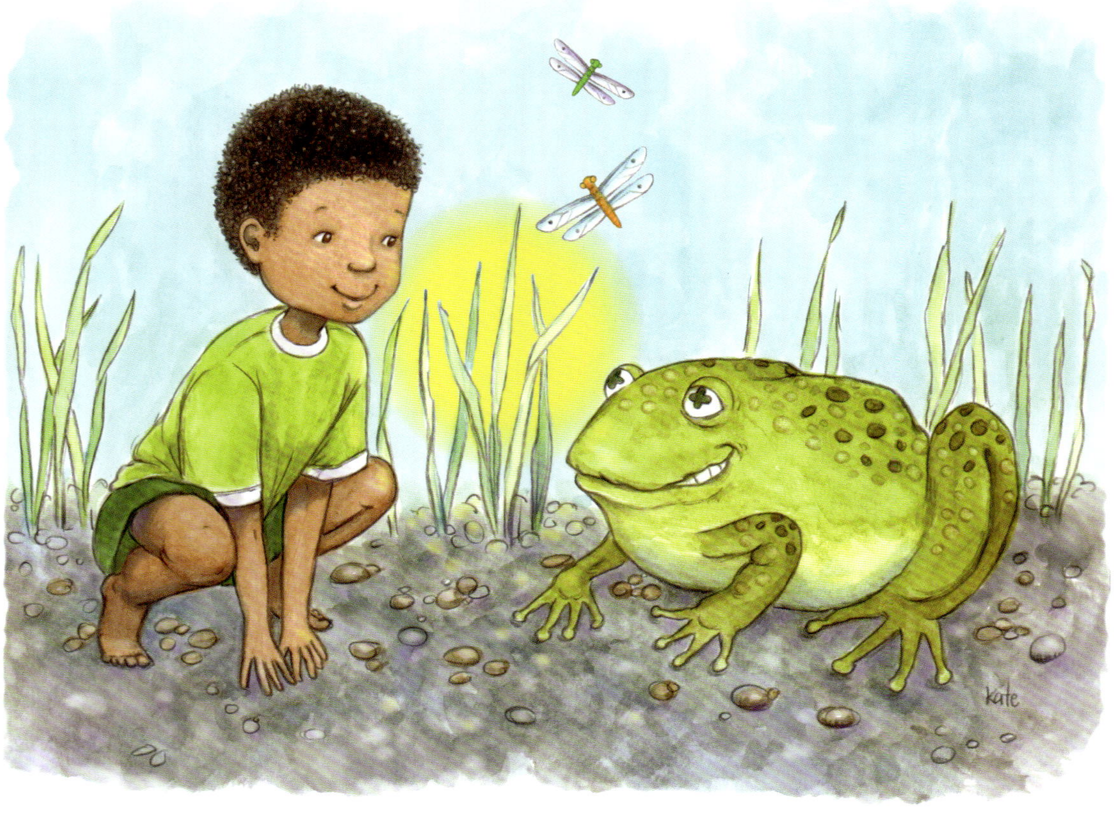

G g

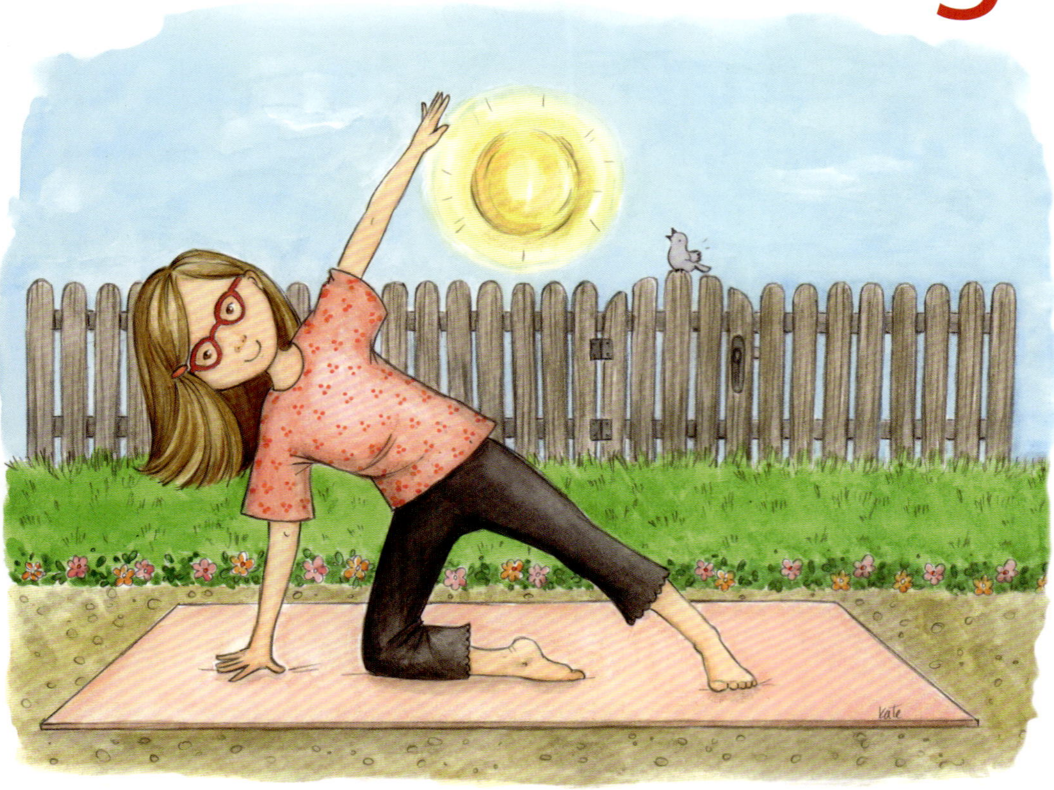

Gate 门

从四肢着地的姿势开始。
一腿弯曲、一腿蹬直，
我伸直小臂，身体形成门的形状。
我把另一只手臂伸向空中，
在门式姿势上小心保持着平衡。

Grasshopper 蚱蜢

在瑜伽里，
我的身体可以变成许多不同的东西。
现在，我想变成一只有翅膀的蚱蜢！
我趴着，下巴贴着地面。
先这样简单地休息一会儿，
什么也不做。
我弯曲手臂，将一条腿抬离地面。
然后放下这条腿，再换另外一边，
静静地不发出任何声音。

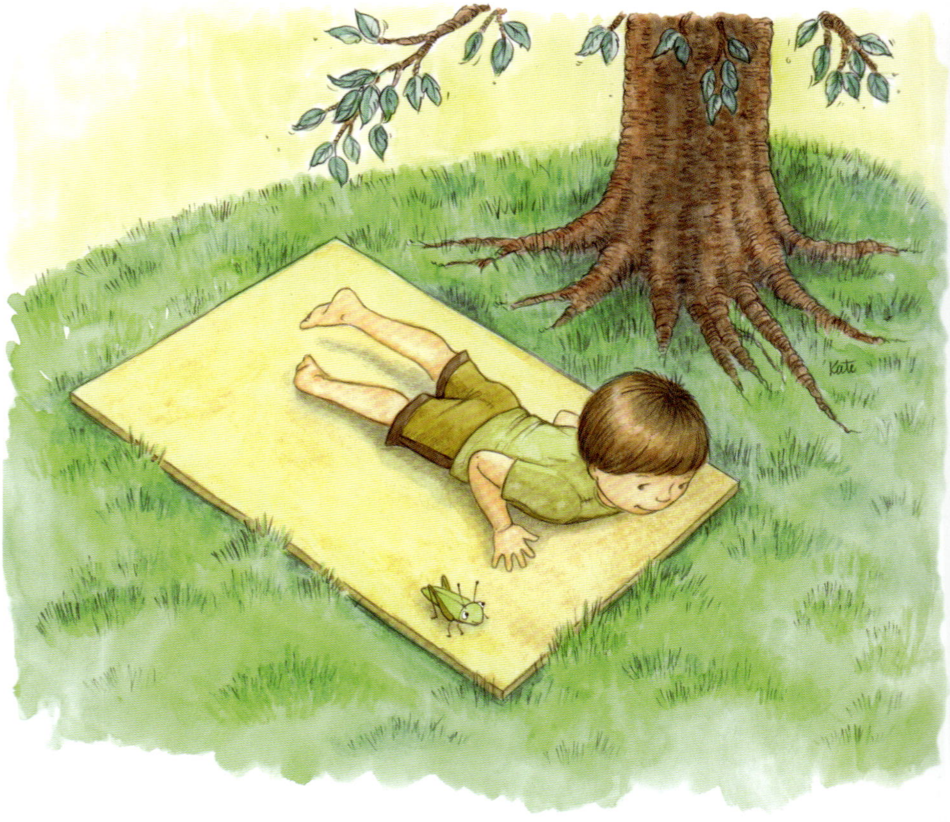

Hh Ii Jj

Happy Baby 快乐婴儿

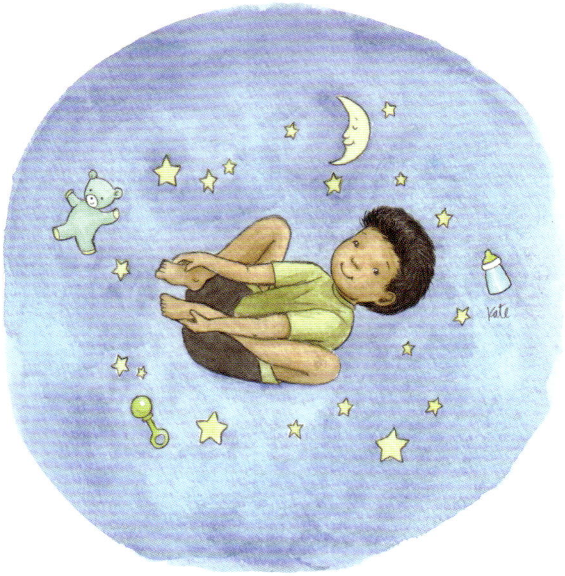

我把膝盖抱在胸前，
躺在地上安静休息。
当我抓住双脚时，
看起来像个婴儿，
特别开心和可爱！

Inhale 吸气

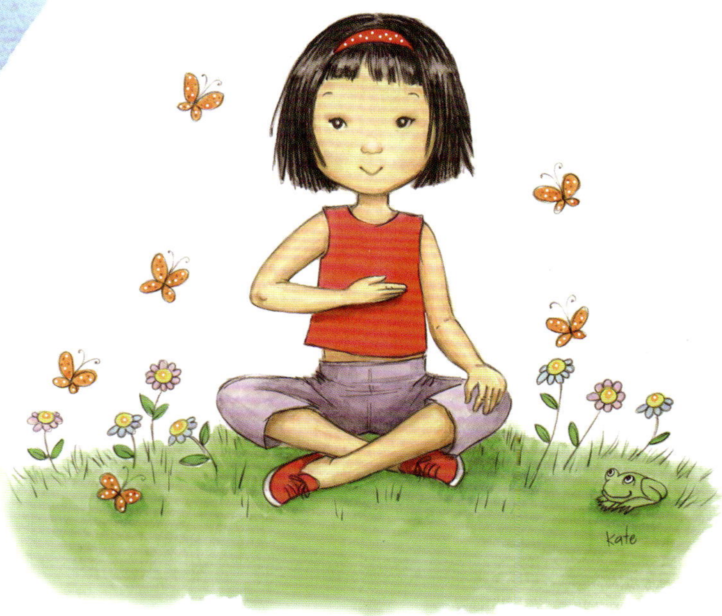

瑜伽体式中最重要的一个部分，
就是时刻通过鼻子吸气，
做深呼吸。

Jack-in-the-Box 玩偶盒

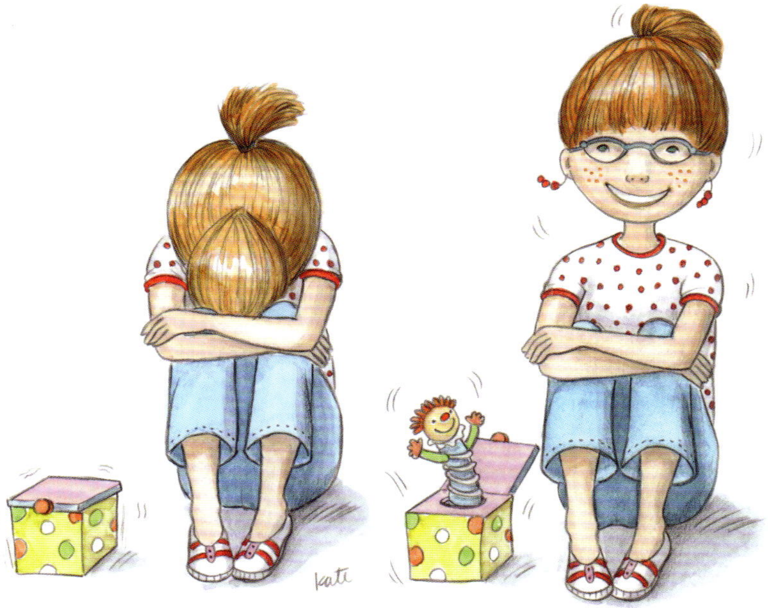

我坐在地上，
把双腿贴近身体，
手臂环抱着膝盖，
休息片刻。
然后把额头埋向膝盖，
静止不动，数到“3”。
接着，我深吸一口气，
突然把头抬起，
就像玩偶盒一样！

K k

Kite 风筝

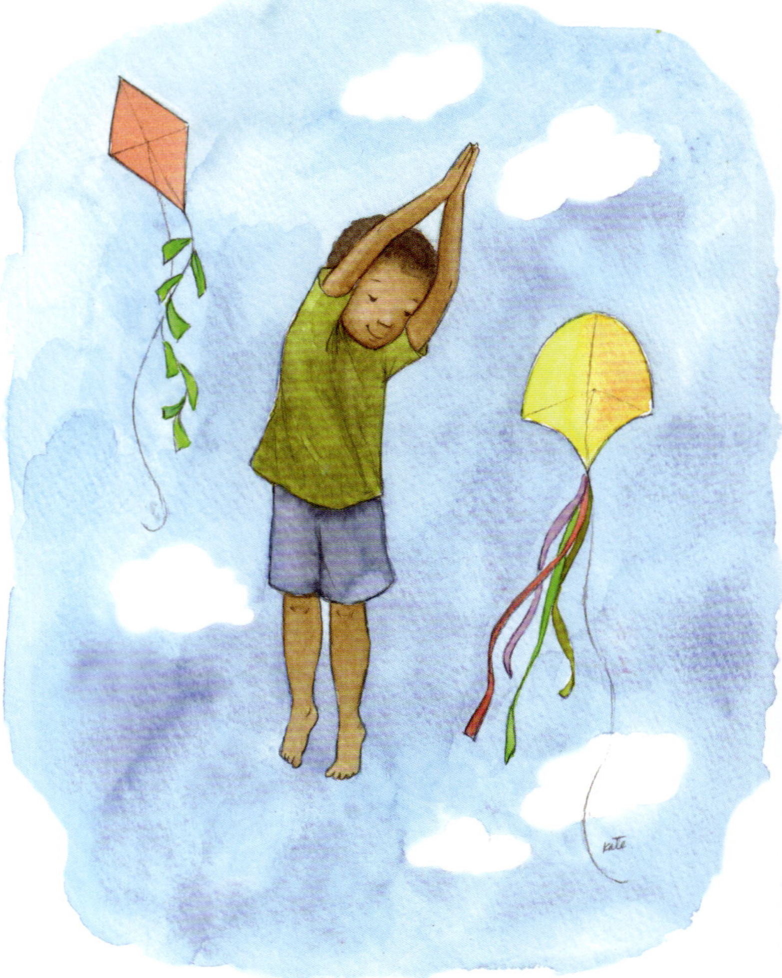

我是一只色彩斑斓的风筝。
站直身体，准备起飞。
我双手合十，
将手臂伸向空中，
轻轻摇晃，左右摆动，
无忧无虑，随心所欲。

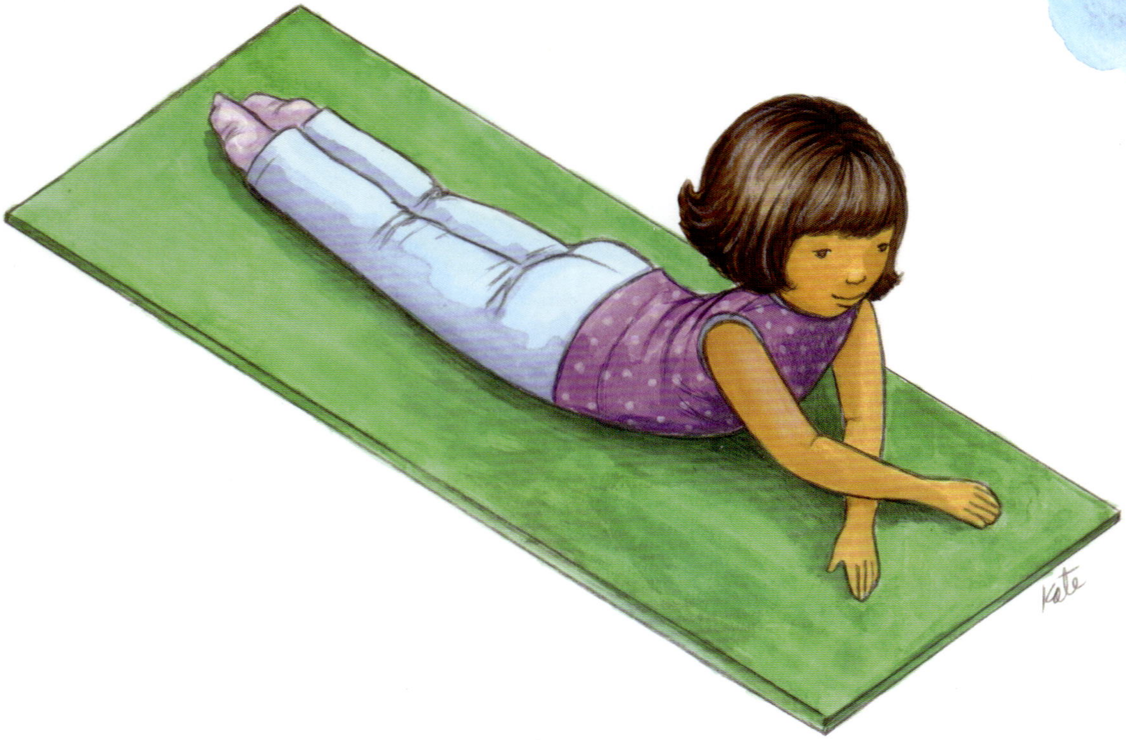

Knot 结

打结姿势特别简单，
做起来毫不费力。
我趴在地面上，
手臂身前交叉，
双腿向后伸直，
眼睛直视前方。
真是一个放松的好方式！

Ll Mm Nn

Lion 狮子

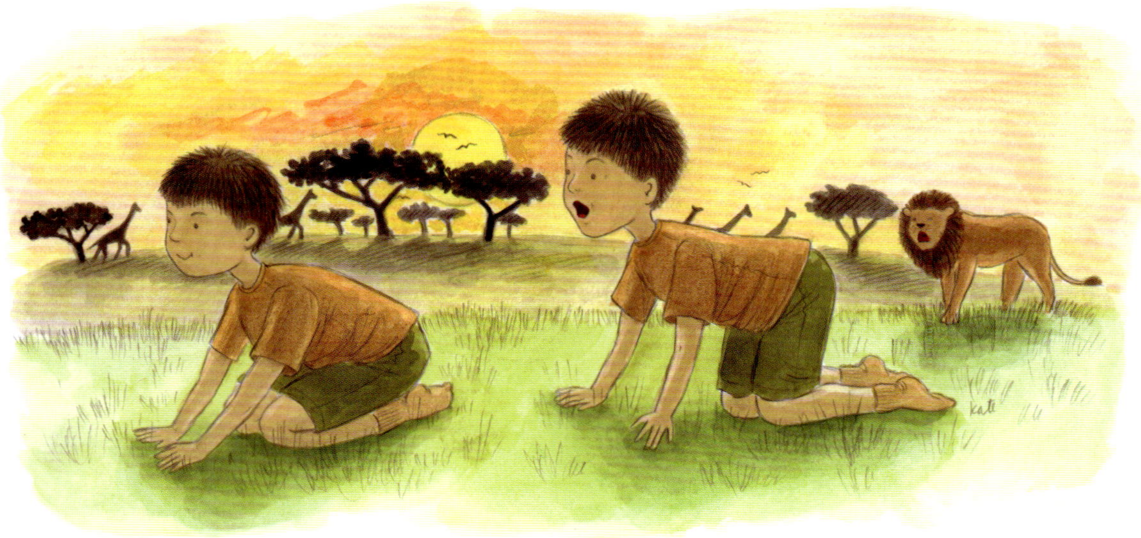

我双膝跪地，
胸口贴近大腿，
我仰望天空，
准备向前跳跃。
当数到“3”时，
我大叫一声：“吼！”
丛林之王就是我，
我是大狮子！

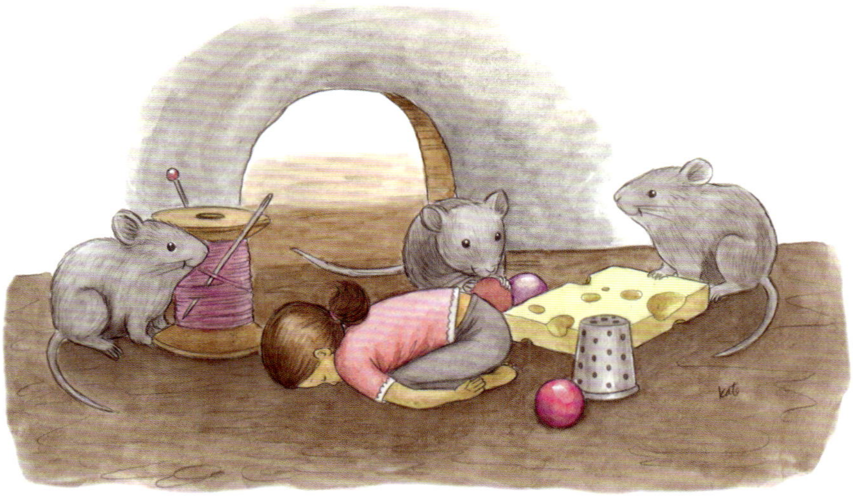

Mouse 老鼠

我是一只安静的老鼠，
蜷缩在我的小房子里。
我把额头抵在地板上，
我坐在脚跟上，
向前弯曲着身体。
哦，我喜欢这种感觉！
把手臂放在身旁，
像“我”这样的小老鼠，
有好多地方可以躲藏。

New Pose 新姿势

该是我创造新的瑜伽姿势的时候啦，
一定要记得用鼻子吸气和呼气！

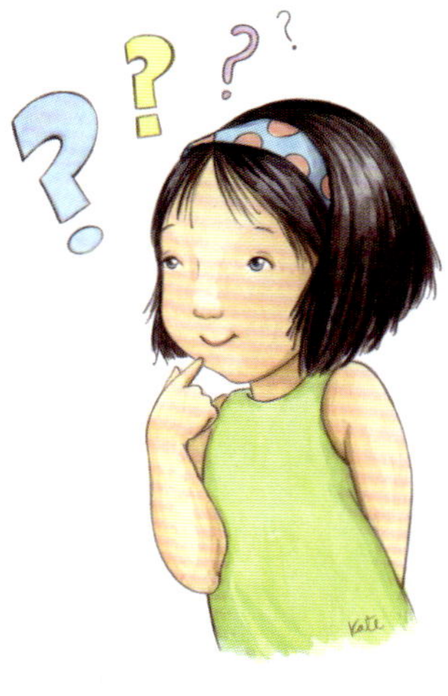

O o

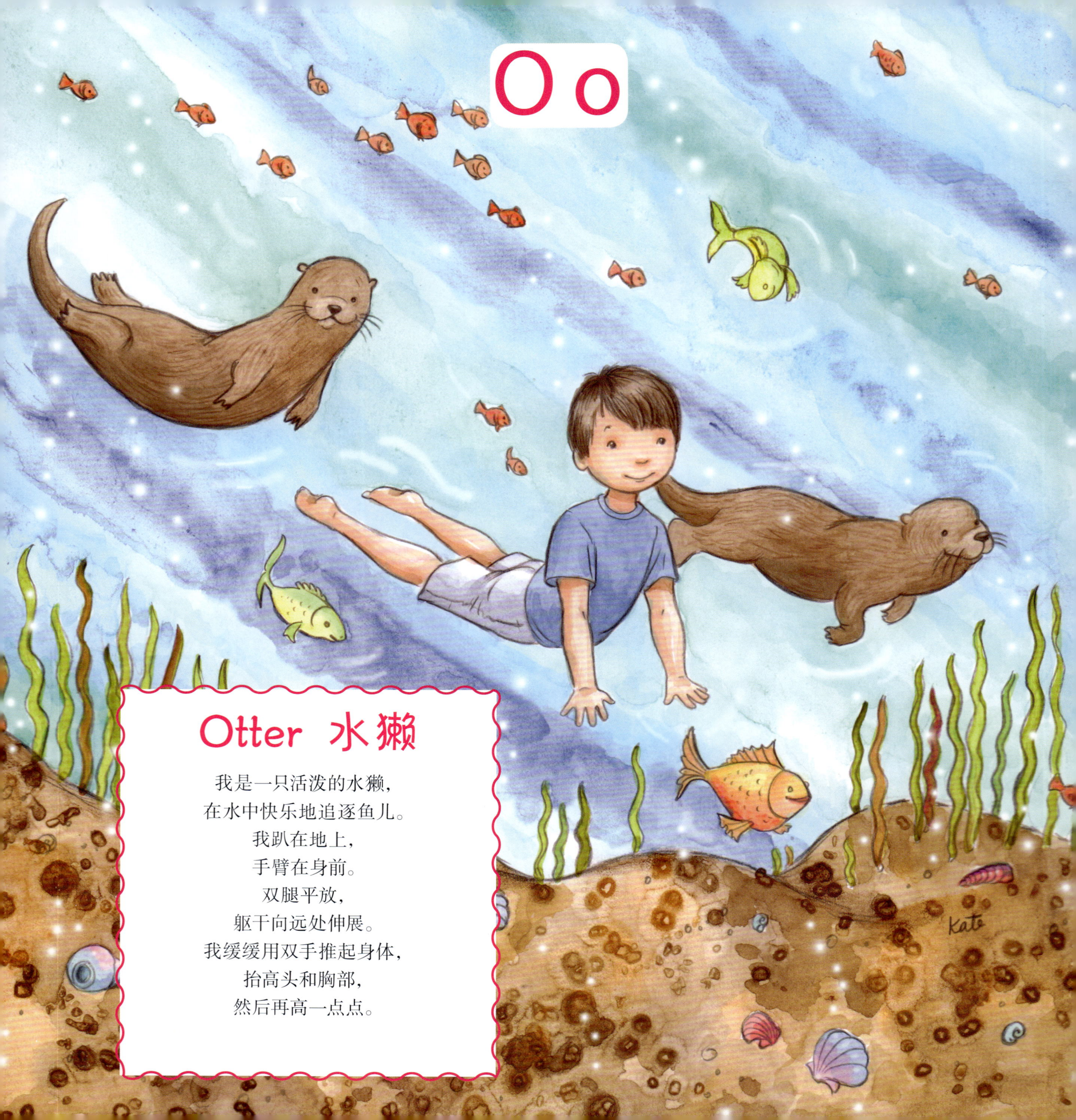

Otter 水獭

我是一只活泼的水獭，
在水中快乐地追逐鱼儿。
我趴在地上，
手臂在身前。
双腿平放，
躯干向远处伸展。
我缓缓用双手推起身体，
抬高头和胸部，
然后再高一点点。

Pp

Peacock 孔雀

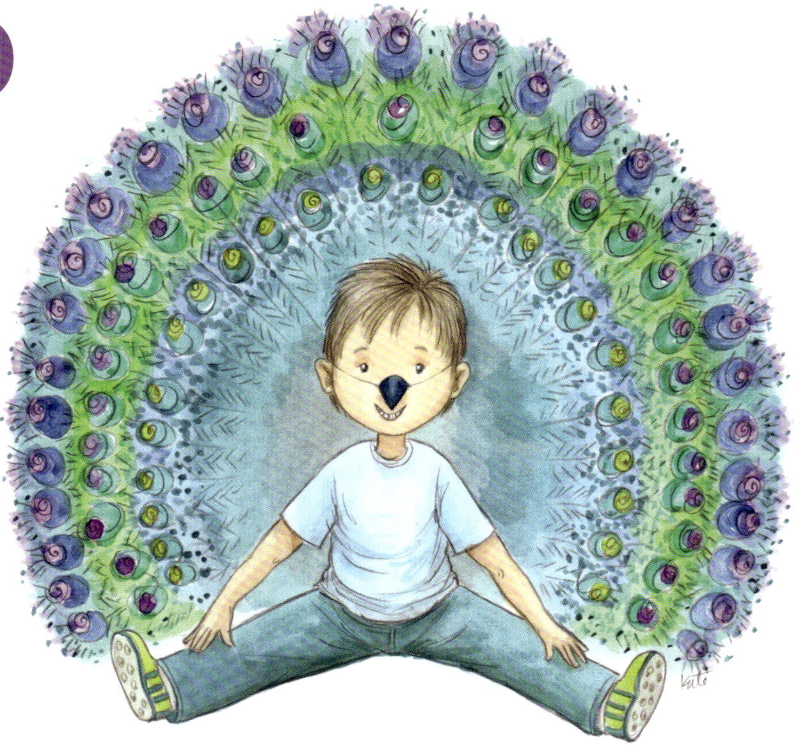

我是一只色彩斑斓的孔雀，
傲然坐立。
我挺直了背部，
就像靠在墙面一样。
我尽可能地分开双腿，
感受着从头到脚的伸展。

Plank 木板

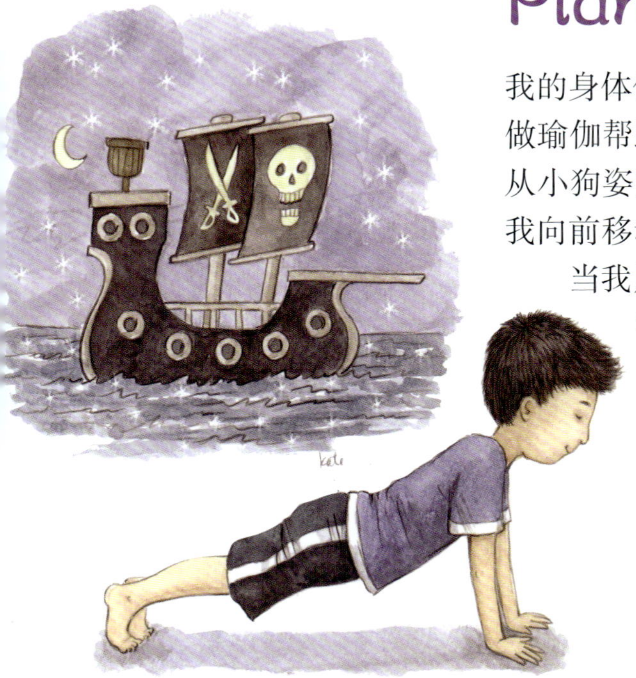

我的身体像一块木板，又长又平坦。
做瑜伽帮助我保持身体的强壮和柔韧。
从小狗姿势（犬式）开始，
我向前移动重心，直到与地面平行。
当我用核心力量拉起身体时，
我的手臂和腿是伸直的。

Pretzel 椒盐卷饼

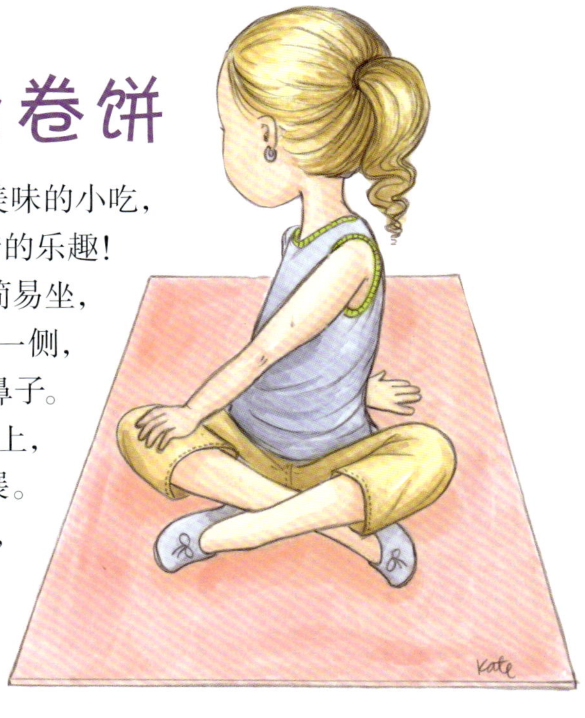

椒盐卷饼是一种美味的小吃，
有一种扭转的乐趣！
首先简易坐，
然后转头看向一侧，
盯着我的鼻子。
一只手在身体前交叉，放在膝盖上，
另一只手则直接向后伸展。
我保持姿势并数到“8”，
然后转向另一侧。
扭转的感觉真的很棒！

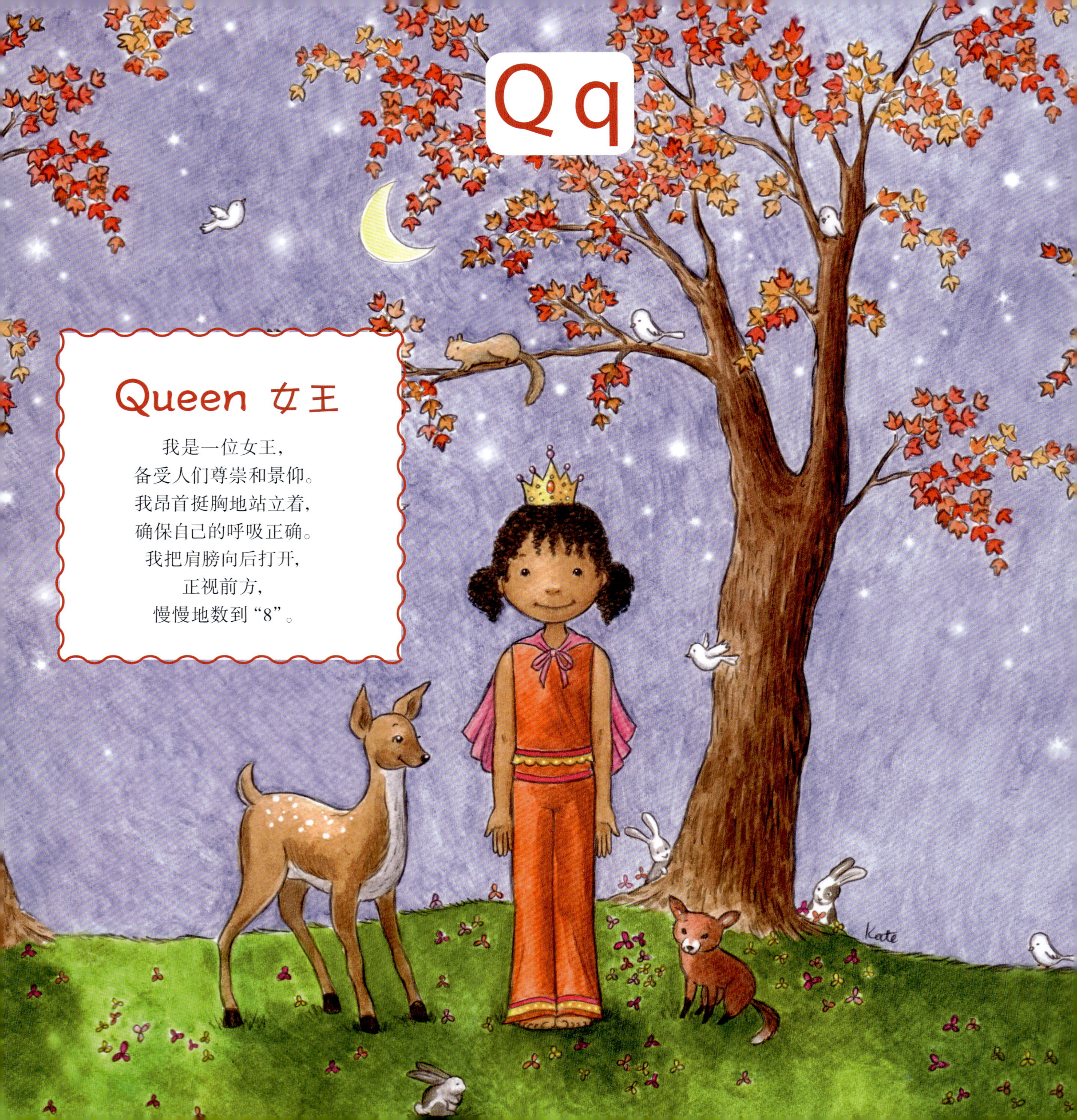

Q q

Queen 女王

我是一位女王，
备受人们尊崇和景仰。
我昂首挺胸地站立着，
确保自己的呼吸正确。
我把肩膀向后打开，
正视前方，
慢慢地数到“8”。

R r

Rag Doll 布娃娃

从站立的姿势开始，
我向前倾斜并弯曲身体。
当我数到“5”时，
手随身体悬垂，然后保持姿势。
我就像一只软绵绵的布娃娃，轻松而自在。
我深呼吸，并放松背部。

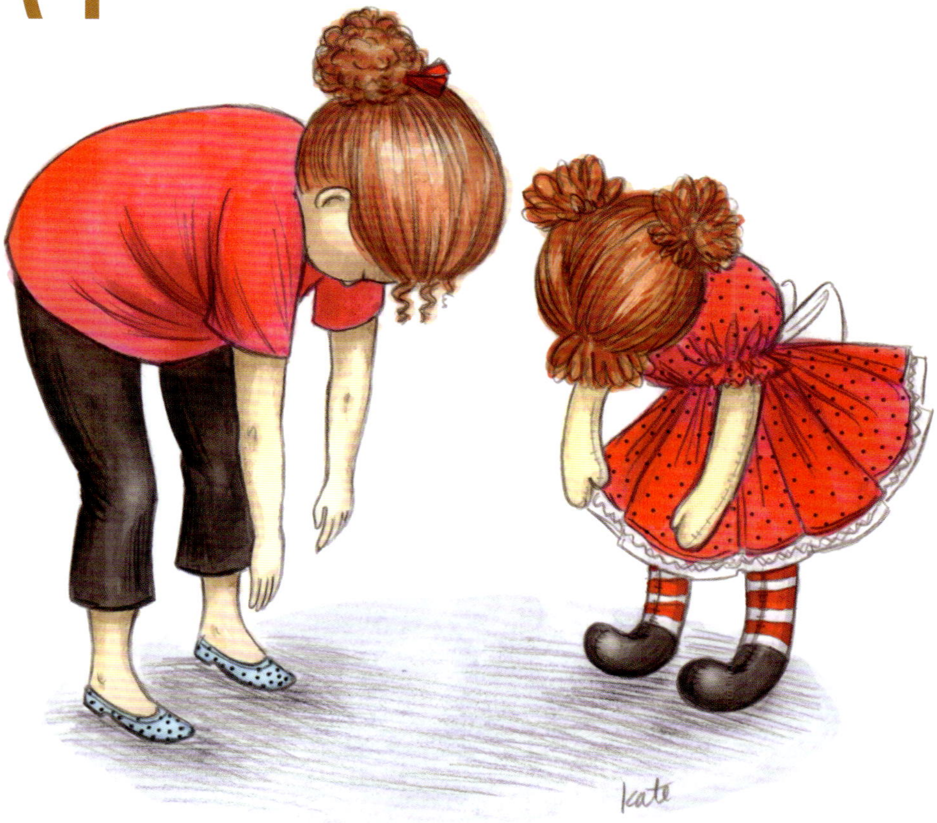

Rocking Horse 摇摆木马

我趴在地上，
弯曲双膝，
可以尽情地前后摇晃。
然后用有力的手掌，
紧紧抓住脚踝，
抬起身体，
像马儿一样奔向远方。

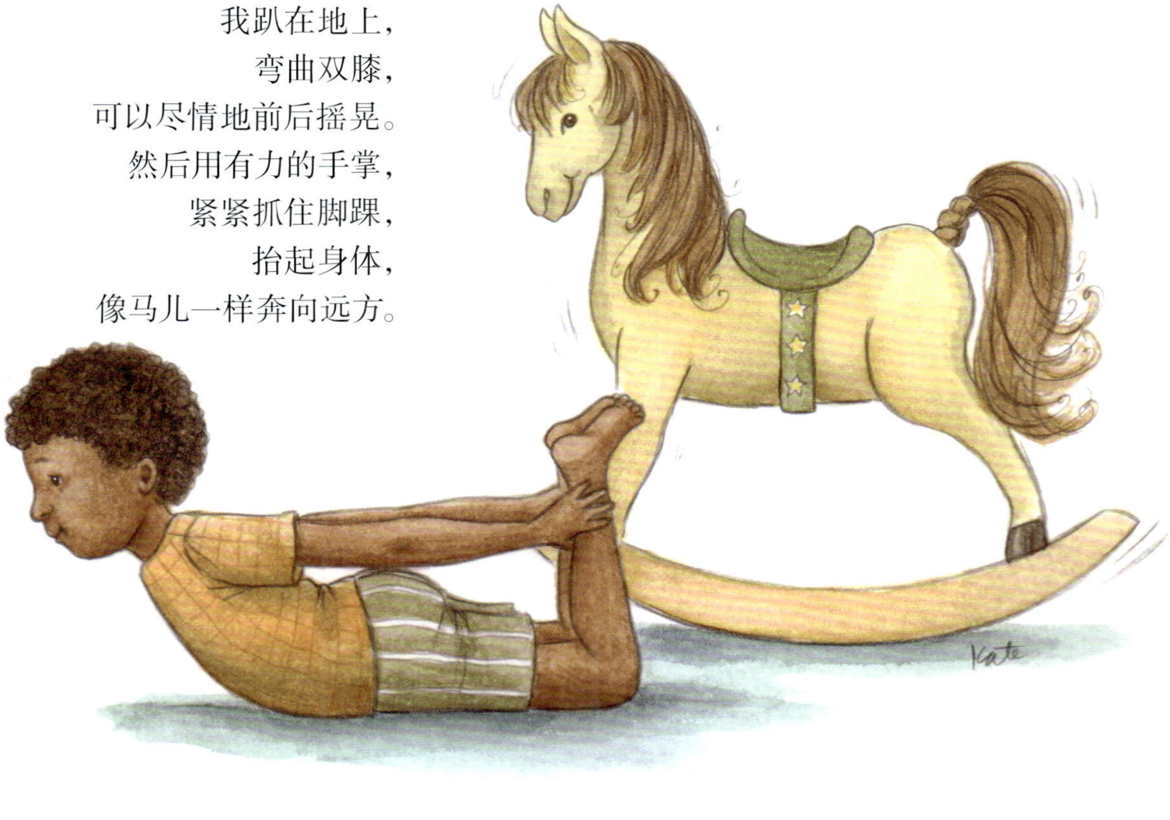

Ss

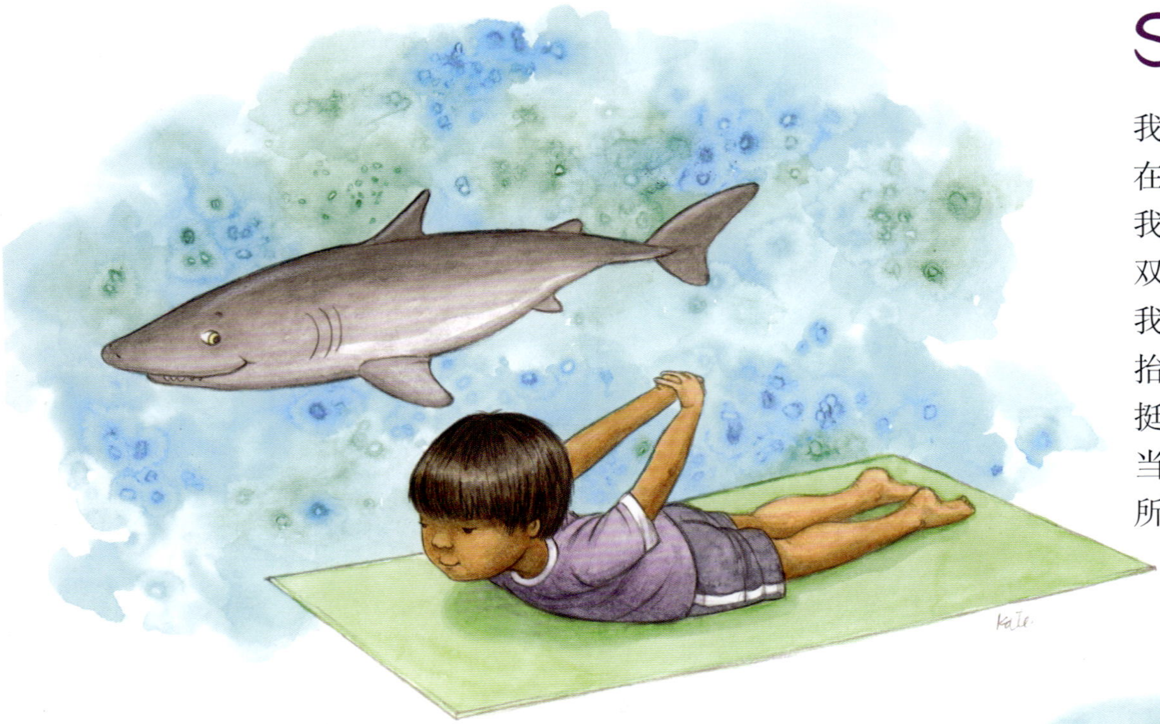

Shark 鲨鱼

我是一条隐秘的鲨鱼，
在大海中巡游。
我趴在地面上，
双腿向后伸直。
我手指交叉，
抬起手臂，
挺起胸膛。
当我乘风破浪时，
所有人都能看到我的背鳍。

Slide 滑梯

为了做出滑梯的形状，
我弯曲膝盖坐着，
然后轻松地把双手放在身后。
伸直双腿，
抬高臀部。
我凝视着前方，
嘴角露出一丝微笑。

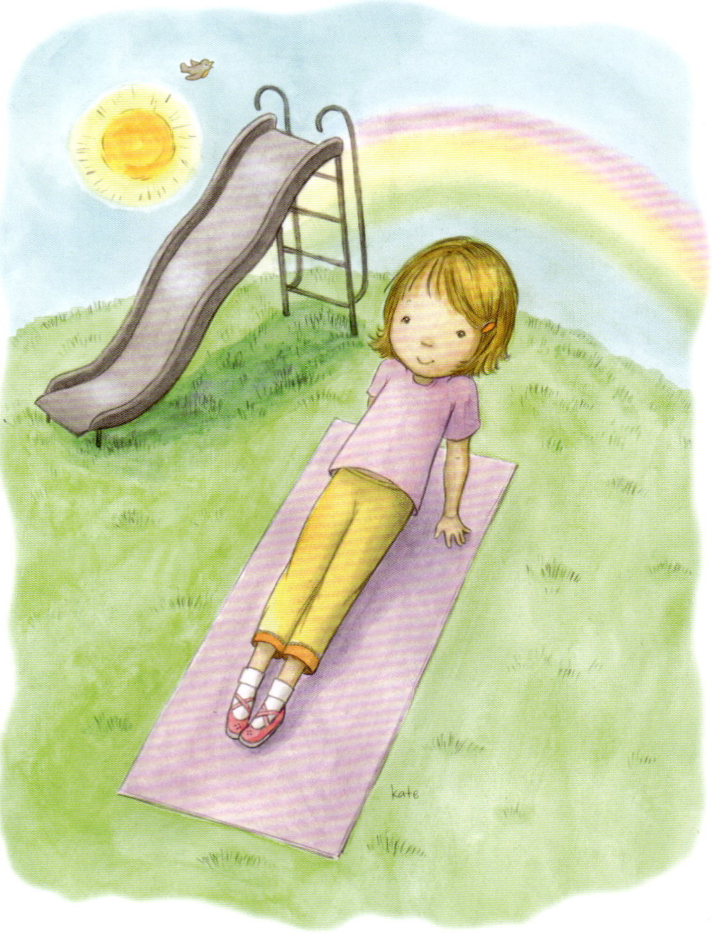

S s

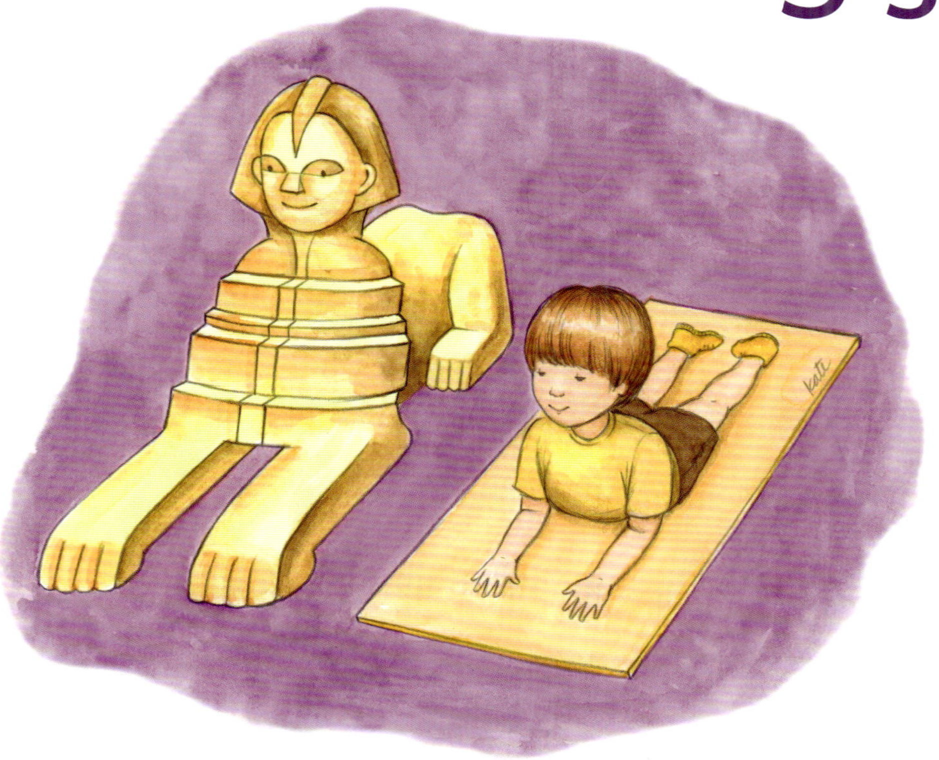

Sphinx 狮身人面像

埃及狮身人面像
是狮子和人的组合。
它由石头制成，
趴在沙漠里一动不动。
我双腿伸直，
小臂紧贴地面，
注视着前方，
不发出一点儿声音，
仿佛时间凝固了。

Swan 天鹅

我是一只美丽的天鹅，
脖子优美而修长。
从腹部开始，
伸直手臂，
弯曲膝盖，
将自己向后折叠，
仅到我感觉舒适的位置。
我把头仰向脚尖的方向，
自然地弯曲我的背部。

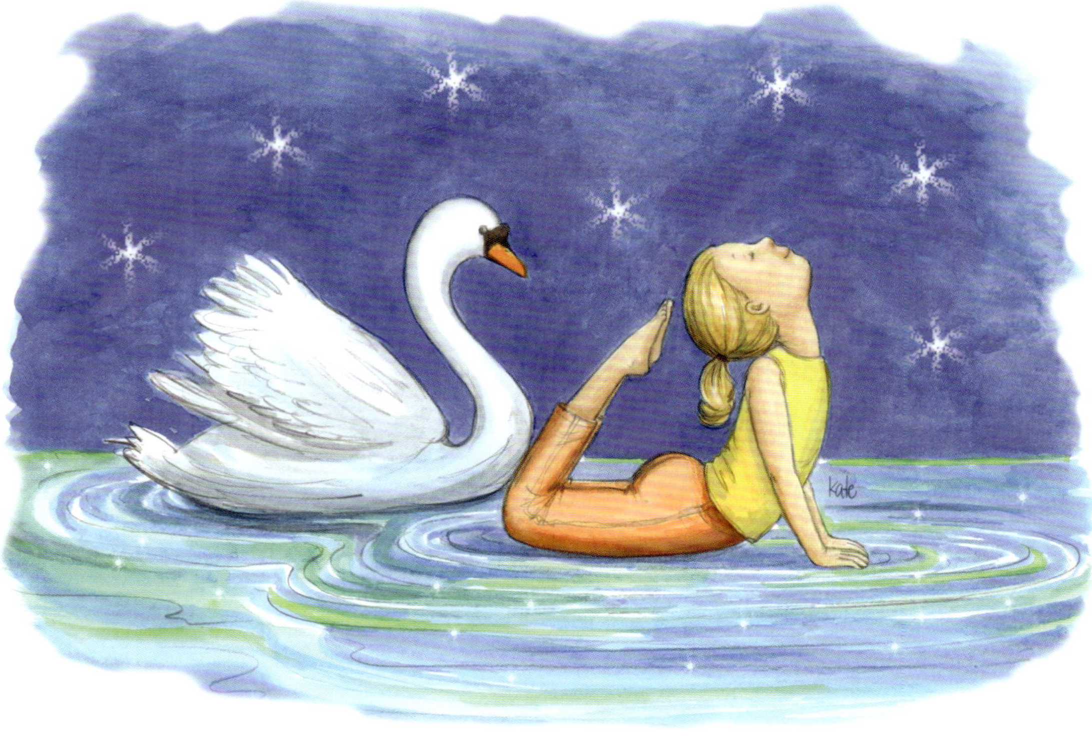

Tt

Table 桌子

要创造桌子的形状，
我必须强壮、稳固。
坐直身体，
双手放在身后，
尽可能地做到坚固。
我的手臂和脚掌发力，
将身体向上推，
期待着健康生活的到来！

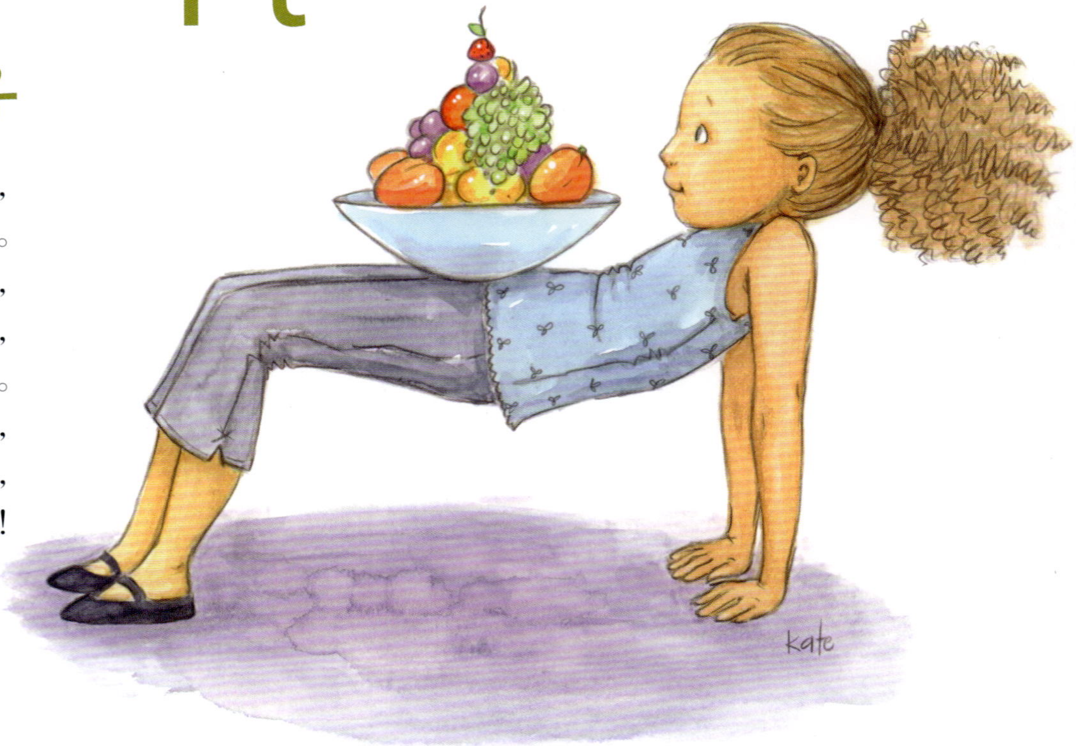

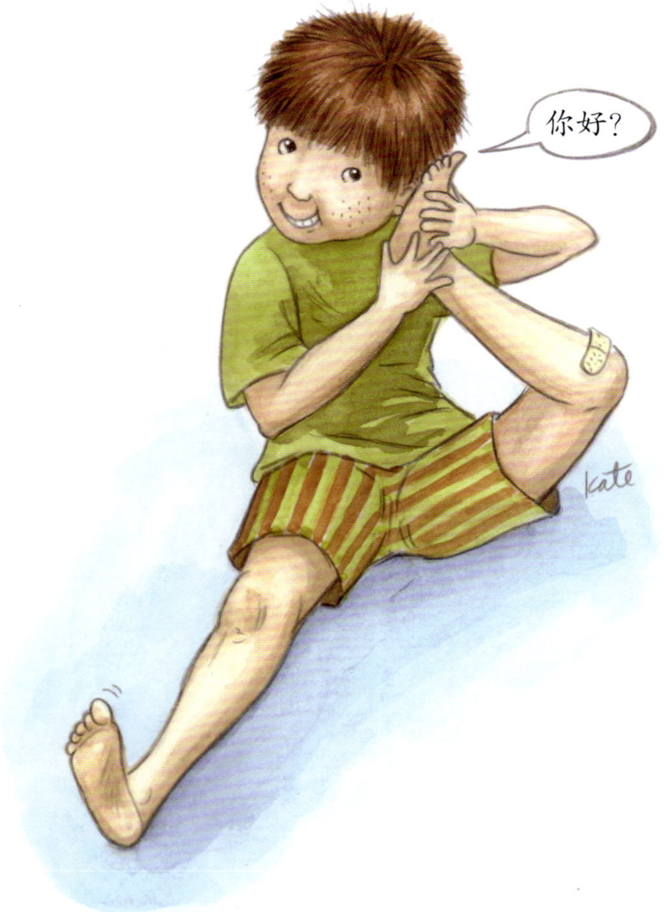

Telephone 电话

我坐着伸展一条腿，
然后弯曲另一条腿。
电话姿势真的与众不同！
我抓住弯曲腿的脚，
将它靠近我的耳朵。
无论距离多远的朋友，
我们都可以打电话了。

Tt

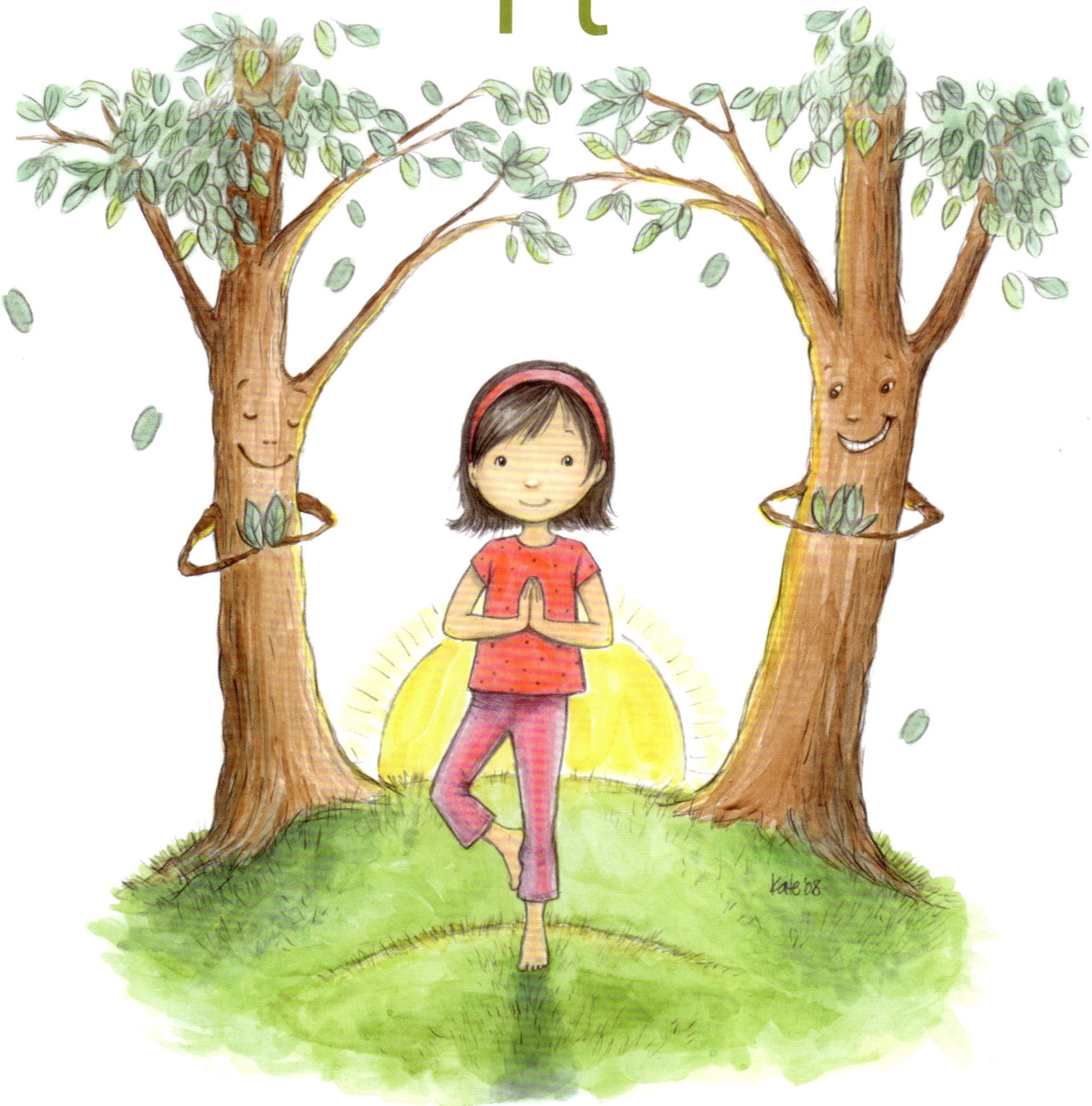

Tree 树

我是一棵古老而坚实的树，
树根深深地扎在我的脚下。
我弯曲一条腿，把脚放在另一条腿上。
保持平衡可能有些困难，但我想试一试！
我专注于一个点上，
瑜伽真的可以提高我的专注力！

Tt

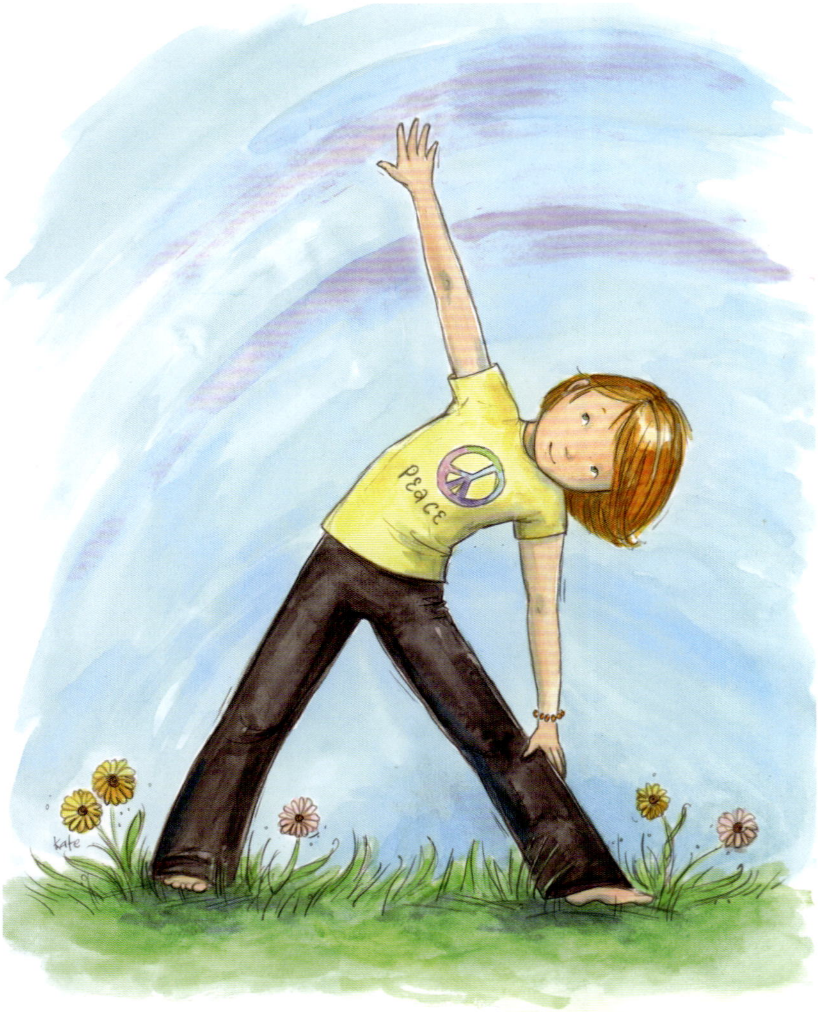

Triangle 三角形

双脚分开站立，
一脚脚尖朝前，
举起一只手臂，
同时把另一只手伸向小腿。
我深呼吸数四下，
然后换另外一边，
再做一次三角形动作。

Turtle 海龟

从坐姿开始，
弯曲双膝，打开双腿。
我变身成一只害羞的海龟，
背着一只可以藏身的龟壳。
我双脚平放在地上，
将手臂穿过膝盖下方，
低头看着自己的肚子，
数着“1、2、3！”
然后慢慢地从“龟壳”中探出头来，
眼前是无比美好的世界。

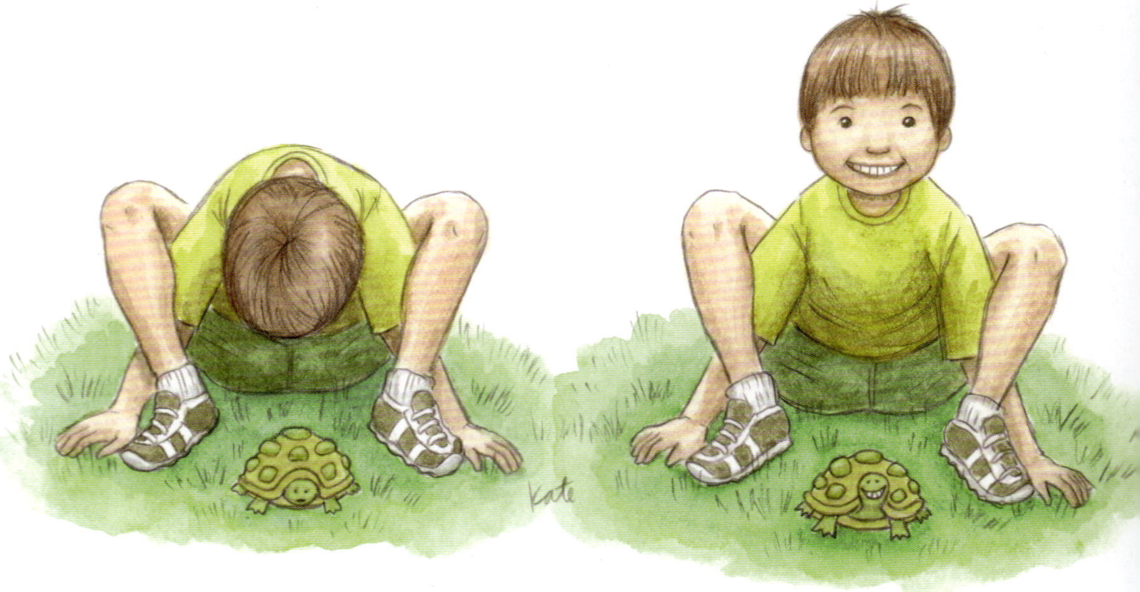

Uu Vv

Unicorn 独角兽

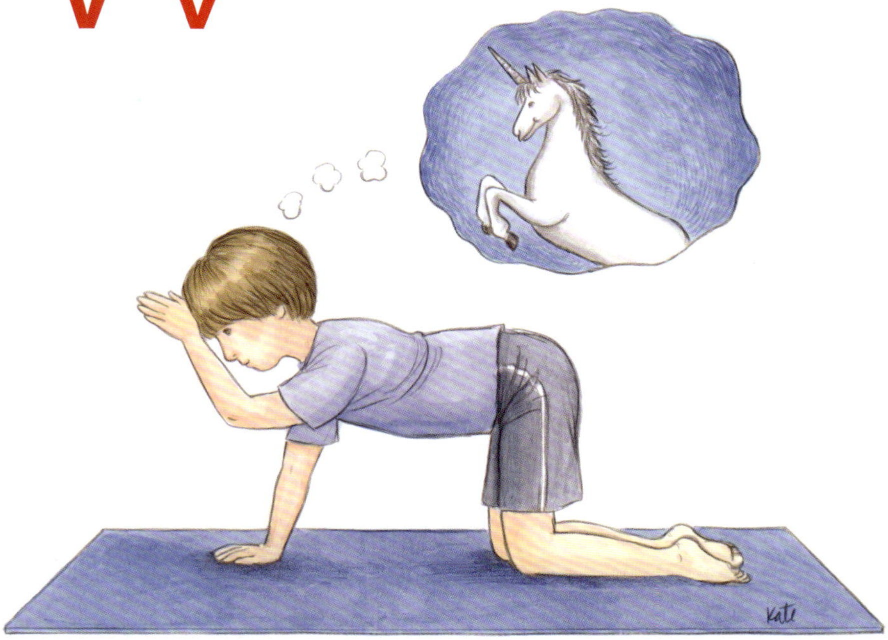

我双手和双膝着地，
将一只手举到头上化作一只角，
变成一只来自神话国度的独角兽。
为了保持身体平衡，
我的眼睛目视前方，
另一只手按在地上。
独角兽姿势要做的，
就是这么简单。

Volcano 火山

笔直站立，
双脚稍微分开，
双手合十放在胸前。
吸气，将双手推向上空。
火山姿势真有趣！
呼气，我“爆发”了！
手臂移向两侧。
然后把手臂放回胸前，
“火山”再次恢复平静。

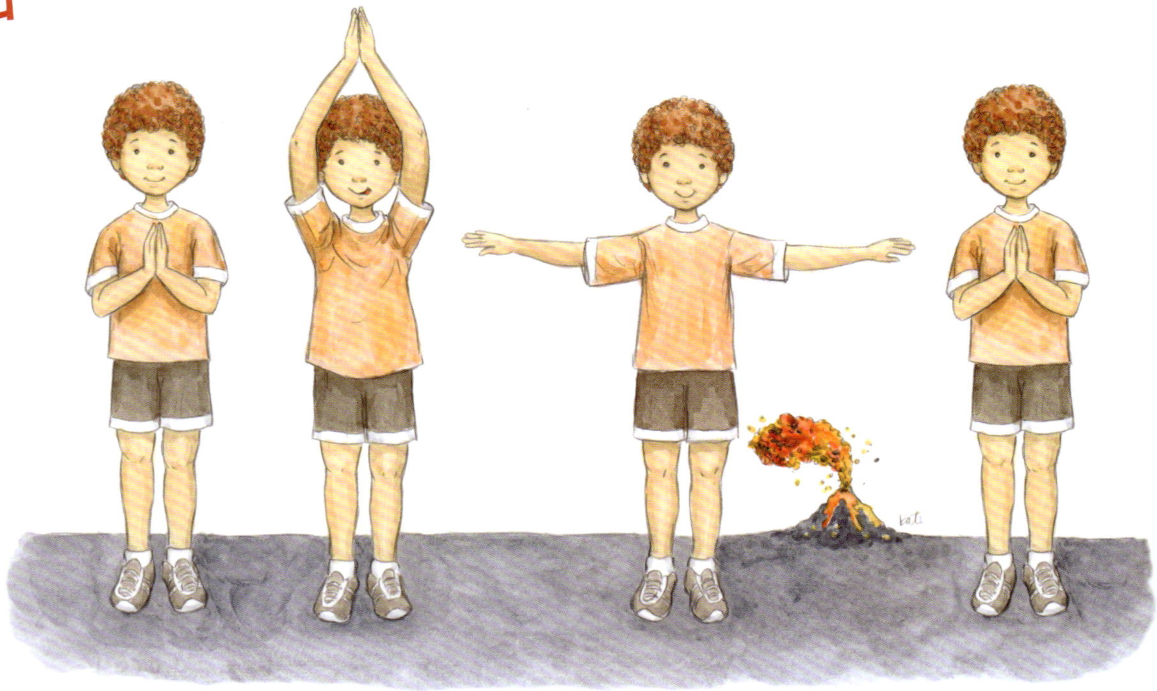

Ww

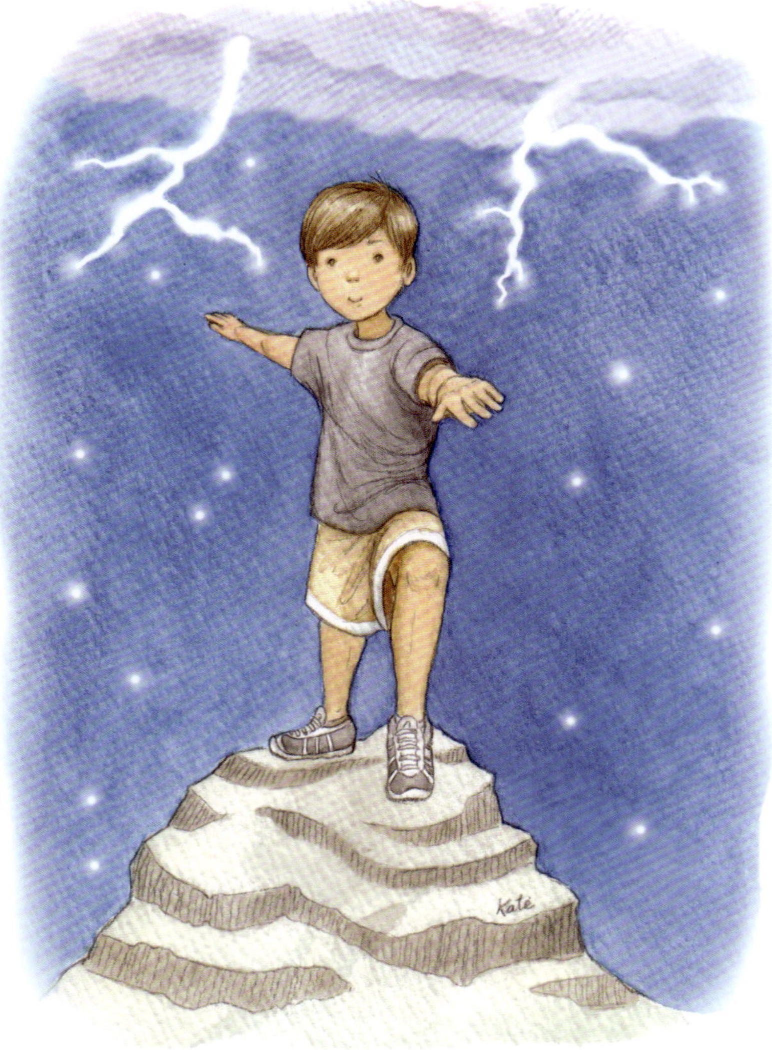

Warrior 勇士

我是一名勇士，
自豪而强壮。
我分开双脚，
双臂伸展，
向远处延伸。
前脚脚尖冲向前方，
前腿膝盖弯曲，
正如大家看到的，
勇士姿势威武又强力！

Waterfall 瀑布

我抬起手臂，挺直身体，
形成一个流动的瀑布形状。
当指尖伸向天空时，
我望向高举的双手。
身体尽可能地向后伸展，
让身心轻轻地开始流动。

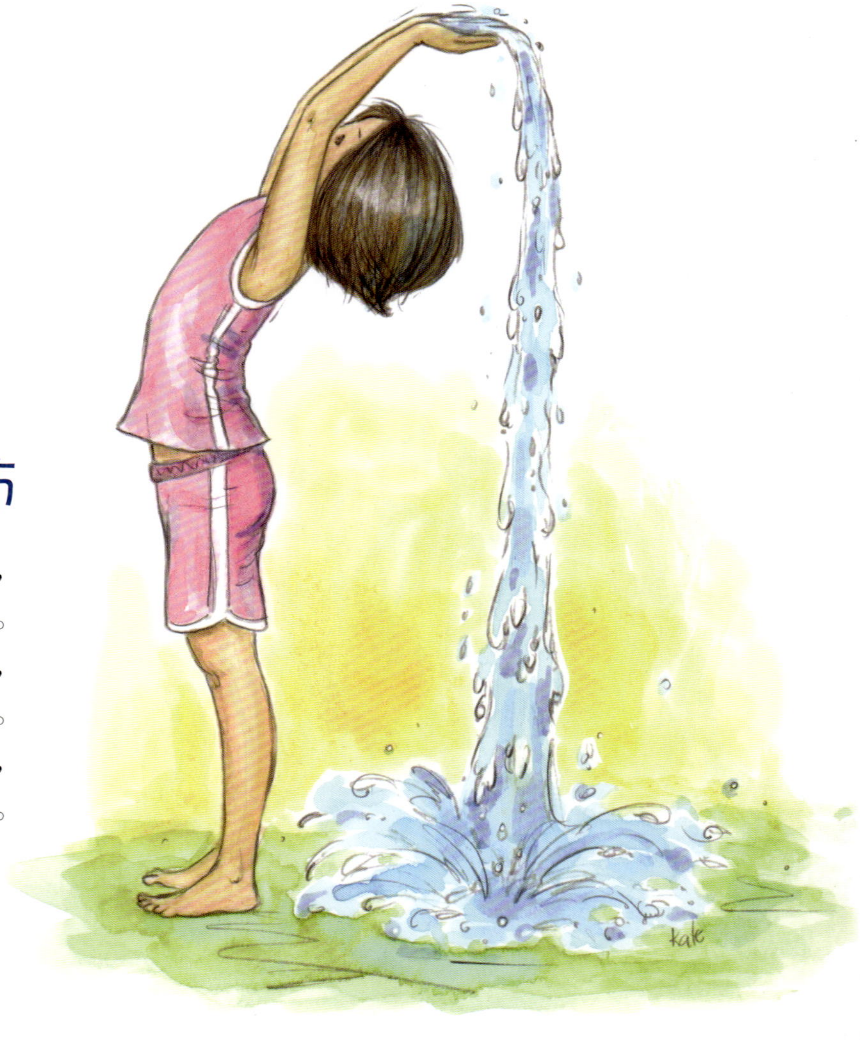

W w

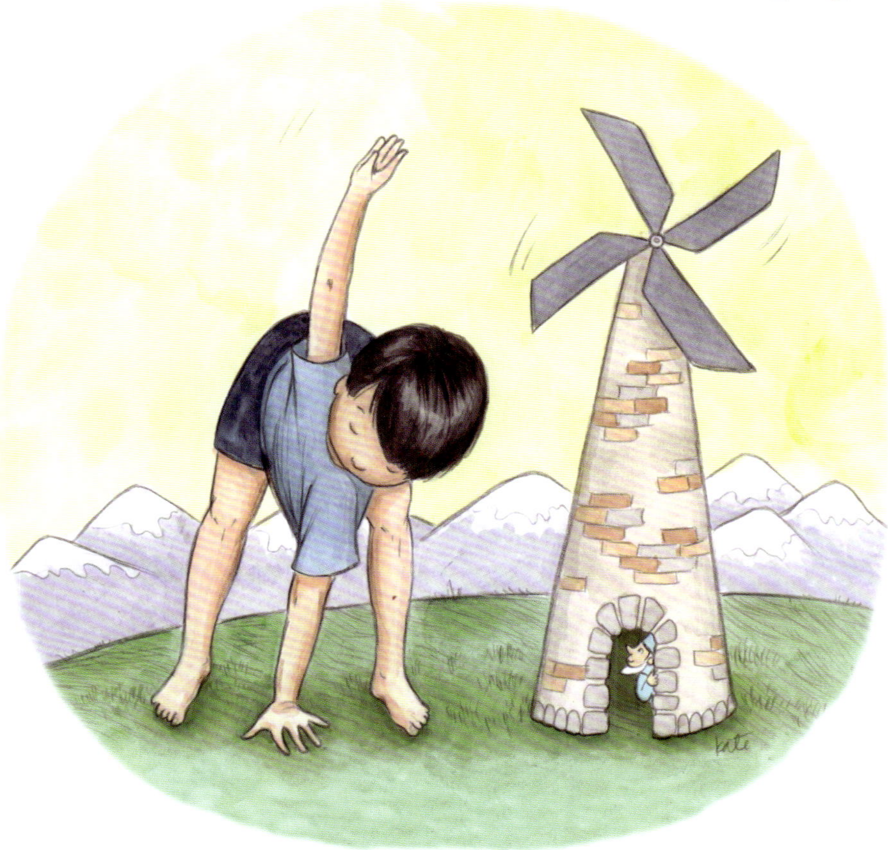

Windmill 风车

双脚分开，
双腿微微弯曲站立，
一只手放在地面，
与心脏在一条直线上。
另一只手伸向天空，
尽可能地延伸并保持高度。
数到“3”，换另一边的手臂。
我是一座风车，
自由自在旋转。

Windshield Wipers 雨刷

双膝抱胸躺下，
抓住双腿，
休息片刻。
然后侧卧滚动，
就像下雨时，
车上刮雨的雨刷一样。

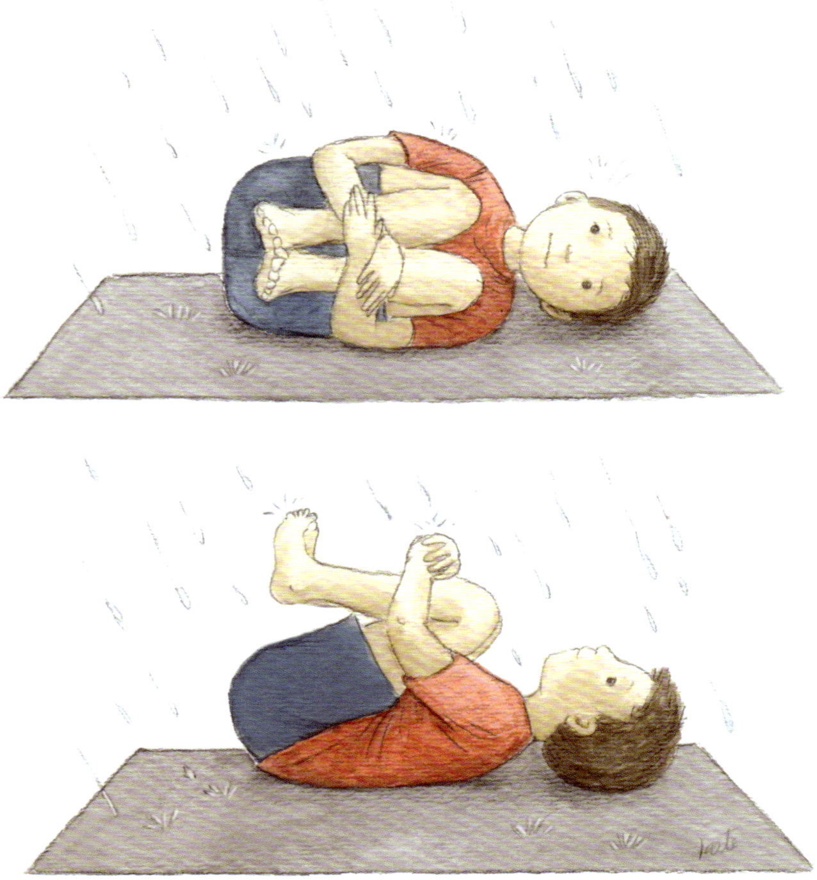

Xx Yy Zz

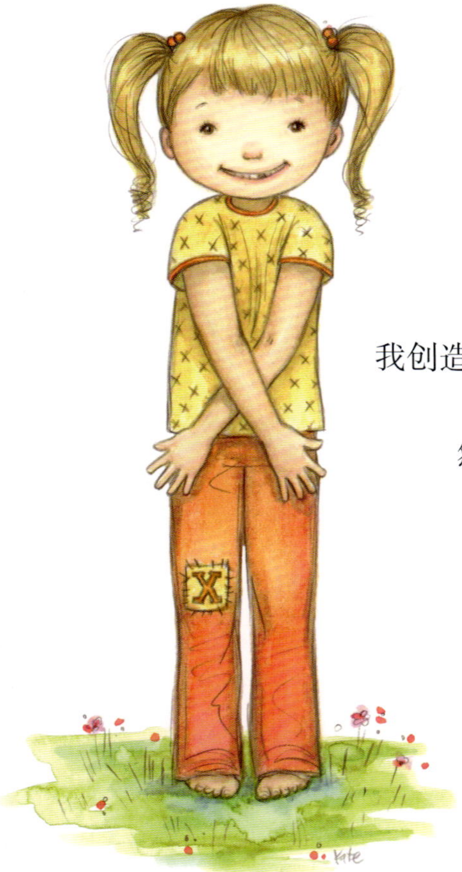

X

站直身体，
手臂交叉，
我创造了字母“X”的形状。
保持姿势，
然后数到“8”。

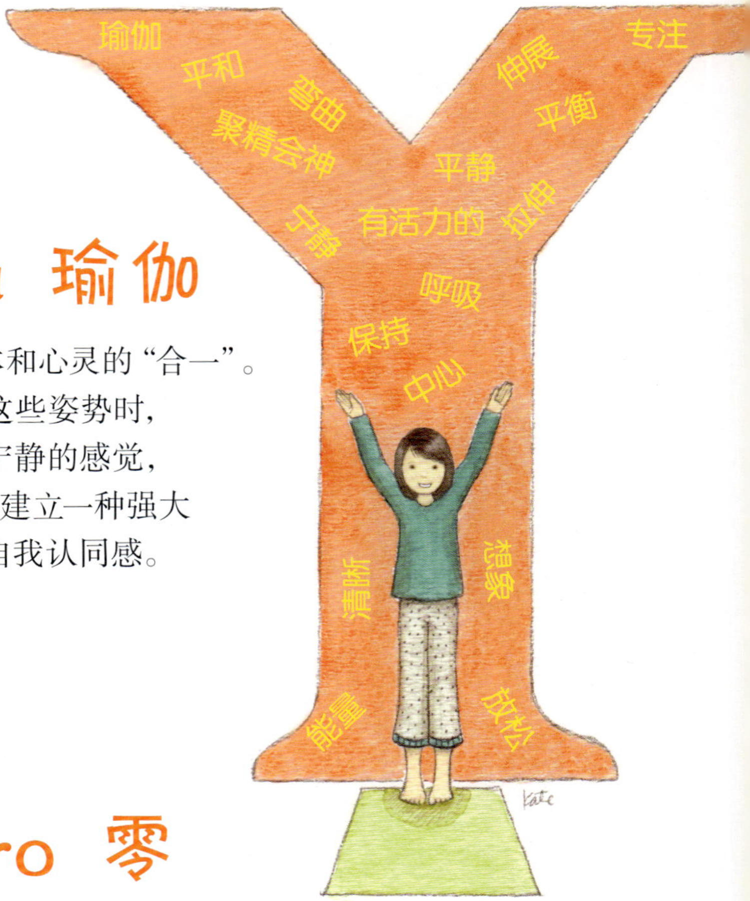

Yoga 瑜伽

瑜伽是呼吸、身体和心灵的“合一”。
当你练习这些姿势时，
你会找到宁静的感觉，
在内心深处建立一种强大
而稳定的自我认同感。

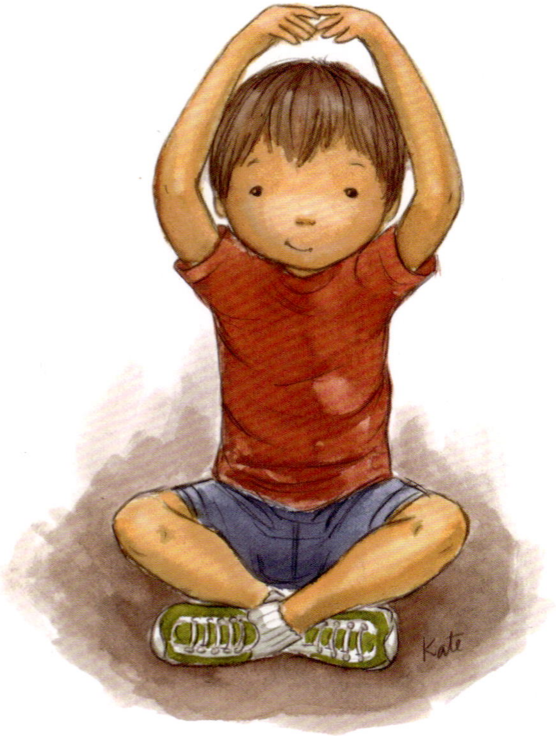

Zero 零

双腿盘坐，
然后伸出手臂，
朝向天空。
“零”的动作是每个人都应该尝试的。
在空中连接我的手指，
形成数字零的造型，
目光聚焦在前方，
我变得更加清醒。